James Fallon

# DER PSYCHOPATH IN MIR

James Fallon

# DER PSYCHOPATH IN MIR

Die Entdeckungsreise
eines Neurowissenschaftlers zur
dunklen Seite seiner Persönlichkeit

Aus dem amerikanischen Englisch
von Imke Brodersen

LANGENMÜLLER

MIX
Papier | Fördert gute Waldnutzung
FSC® C014889

5. Auflage 2025


Umschlaggestaltung: Ralf Paucke
Umschlagillustration: © Robert Voight, fotolia.com
Abbildungen in Innenteil: © James Fallon
Satz: Ralf Paucke
Druck und Binden: Friedrich Pustet GmbH & Co. KG, Regensburg
Printed in Germany
ISBN 978-3-7844-3638-8
www.langenmueller.de

Für meine Eltern, Jennie und John Henry,
die meine wahre Natur sehr früh erkannten
und mich dennoch großzogen.

# Inhalt

# Prolog

An einem der letzten strahlenden Herbsttage in Südkalifornien im Oktober 2005 verpasste ich einem wissenschaftlichen Artikel für das *Ohio State Journal of Criminal Law* den letzten Schliff. Es ging darin um neuroanatomisches Hintergrundwissen, das zum Verstehen des Gehirns eines jungen Psychopathen beitragen sollte. Der Text basierte auf einer langen Analysereihe, die ich über einen Zeitraum von etwa zehn Jahren anhand von individuellen Hirnscans psychopathischer Mörder vorgenommen hatte, den schlimmsten Verbrechern, die man sich nur vorstellen kann. Sie hatten derart abscheuliche Taten begangen, dass jeder unwillkürlich zusammenfahren würde, wenn ich meine Schweigepflicht brechen und davon erzählen würde.

Doch ihre Vergangenheit war nicht das Einzige, was sie von uns anderen Menschen unterschied. Als Neurowissenschaftler mit über 30 Jahren Berufserfahrung hatte ich über Jahre hinweg zahlreiche Hirnscans begutachtet, und diese hier waren anders. Die Gehirne der Psychopathen wiesen in bestimmten Bereichen der Frontal- und Temporallappen – Arealen, die normalerweise mit Selbstbeherrschung und Empathie in Verbindung gebracht werden – ein seltenes und alarmierendes Muster niedriger Hirnaktivität auf. Bei Tätern, die unmenschliche Gewaltverbrechen begangen hatten, erschien dies auch logisch, denn die geringe Aktivität in diesen Regionen legte eine mangelhafte Fähigkeit zu moralischem Denken sowie mangelnde Impulskontrolle nahe. Dieses Muster erklärte ich in meinem Beitrag, reichte ihn zur Veröffentlichung ein und wandte mich sogleich dem nächsten Projekt zu.

Während ich mich mit den Scanaufnahmen dieser Mörder auseinandersetzte, hatte mein Team in einer anderen Studie die Fragestellung beleuchtet, ob es für die Alzheimer-Krankheit eine genetische Veranlagung gäbe und – wenn ja – welche Gene daran beteiligt sein könnten. Im Rahmen dieser Arbeit hatten die Kollegen und ich Gentests vorgenommen und bei Alzheimer-Patienten, aber auch diversen Mitgliedern meiner Familie (die als normale Kontrollgruppe herhalten sollten) Gehirnscans durchgeführt.

An jenem Oktobertag setzte ich mich also hin und analysierte die Aufnahmen meiner Familie. Dabei fiel mir auf, dass das letzte Bild dieses Stapels ausgesprochen ungewöhnlich war. In der Tat sah es aus wie der Prototyp jener Bilder, über die ich kurz zuvor noch geschrieben hatte, was darauf hindeutete, dass der Unglücksrabe, zu dem es gehörte, ein Psychopath war – oder zumindest ungewöhnlich viele Gemeinsamkeiten mit einem solchen aufwies. Da ich in meiner Familie keinerlei entsprechenden Verdacht hegte, ging ich natürlich davon aus, dass eine der Aufnahmen versehentlich in den falschen Stapel gerutscht war. Ich habe immer mehrere Projekte gleichzeitig laufen, und obwohl ich mich bemühe, gut organisiert vorzugehen, war es durchaus denkbar, dass mal etwas an der falschen Stelle landete. Da wir uns jedoch darum bemühen, die Bilder anonym zu halten, hatten wir die Aufnahmen nicht mit Namen versehen, sondern kodiert. Um einen Fehler auszuschließen, bat ich den Labortechniker, diesen einen Code zu entblinden.

Als ich erfuhr, von wem diese Aufnahme stammte, glaubte ich erst recht an einen Fehler. Verärgert verlangte ich eine Überprüfung des Geräts und aller Einträge der übrigen Techniker, die für Bildgebung und Datenbank zuständig waren. Doch es hatte kein Fehler vorgelegen.

Es war mein eigenes Bild.

Stellen Sie sich bitte folgende Szene vor.

Es ist ein schöner, warmer Samstagmorgen, und Sie machen spontan einen Spaziergang durch den nächsten Park. Nach einer Weile nehmen Sie im Schatten einer Eiche auf einer Bank Platz, wo schon jemand sitzt, der auf den ersten Blick recht nett wirkt. Sie sagen Hallo, der andere sagt ebenfalls Hallo, und dann erwähnt er, dass es doch ein wunderbarer Tag sei, und wie gut es sei, am Leben zu sein. Sie unterhalten sich eine Viertelstunde, und währenddessen bilden Sie sich eine Meinung über ihn, und er bildet sich eine Meinung über Sie.

Ein so kurzes Zeitfenster kann einem bereits viel Einblick verschaffen. Vielleicht wissen Sie danach, was er beruflich macht, ob er verheiratet ist oder Kinder hat, oder womit er seine Freizeit verbringt. Er kann intelligent, charmant, offen und witzig sein und sich als sehr angenehmer Gesprächspartner erweisen, der Ihnen eine interessante kleine Geschichte erzählt.

Doch je nachdem, wer er ist, ist die nächste Viertelstunde noch deutlich aussagekräftiger. In einem frühen Stadium der Alzheimer-Krankheit wiederholt er beispielsweise kurz darauf dieselbe Geschichte – mit genau demselben Gesichtsausdruck, denselben Gesten und derselben Pointe. Bei Schizophrenie verändert er möglicherweise seine Position oder lehnt sich beim Sprechen etwas zu weit zu Ihnen herüber. Irgendwann wird Ihnen dabei unter Umständen unwohl. Sie stehen auf und gehen, werfen aber noch einmal einen Blick nach hinten, um sicher zu gehen, dass er Ihnen nicht folgt.

Wenn ich der Mann auf der Bank wäre, würden Sie mich vermutlich relativ interessant finden. Auf die Frage, was ich beruflich mache, würde ich antworten, ich sei Hirnforscher, und auf Nachfragen ergänzen, ich sei Professor an der Fakultät für Psychiatrie und Humanverhalten, die zur Fakultät für Anatomie und Neurobiologie der medizinischen Hochschule der Universität Kalifornien in Irvine gehöre. Ich würde erzählen, dass ich Medizinstudenten, Doktoranden und Ärzte in Fragen der Hirnforschung unterrichte. Bei entsprechendem Interesse würde ich danach berichten, dass ich mich mit Hilfe von Stammzellen von Erwachsenen und Versuchstieren mit der Erforschung der Parkinson-Krankheit und chronischer Schlaganfälle beschäftigte, und dass aus der Grundlagenforschung in meiner Abteilung drei Biotechnologieunternehmen hervorgegangen seien, von denen das eine seit 25 Jahren Gewinne abwürfe und dem anderen gerade eine brancheninterne Auszeichnung zuerkannt worden sei.

Wenn Sie dann immer noch interessiert erscheinen würden, würde ich vielleicht erwähnen, dass ich auch in Organisationen und Expertenrunden mitwirkte, die sich mit Kunst,

Architektur, Musik, Bildungskonzepten und medizinischer Forschung auseinandersetzten. Oder dass ich das amerikanische Verteidigungsministerium zu den Auswirkungen von Krieg auf das Gehirn beraten hätte. Auf weitere Nachfragen würde ich vielleicht die Fernsehshows und Filme erwähnen, in denen ich aufgetreten bin, oder dass ich auch schon Barkeeper, Hilfsarbeiter, Lehrer und Zimmermann gewesen sei und sogar noch die alte Gewerkschaftskarte aus meiner aktiven Zeit als Fernfahrer habe.

Irgendwann komme ich Ihnen vielleicht wie ein ziemlicher Angeber oder gar Aufschneider vor, besonders wenn ich obendrein verrate, dass ich mit vierzehn in der Diözese Albany, New York, zum katholischen Jungen des Jahres erhoben wurde, oder dass ich an der High School und im College aktiver Fünfkämpfer war. Obwohl Sie vielleicht finden, dass ich viel zu viel rede oder ziemlich viel Stuss von mir gebe, stellen Sie fest, dass ich Ihnen stets in die Augen sehe und genau darauf achte, was Sie sagen. Vermutlich sind Sie sogar überrascht, wie sehr ich mich für Ihr Leben und Ihre Sicht der Dinge interessiere.

Falls wir übereinkommen, uns wiederzusehen, könnten wir uns miteinander anfreunden. Irgendwann fallen Ihnen dann vielleicht Dinge auf, die Ihnen gegen den Strich gehen – Sie ertappen mich bei der einen oder anderen Lüge, oder ich enttäusche Sie gelegentlich, weil ich eine Einladung nicht wahrnehme. Doch trotz meiner leicht narzisstischen Verhaltenszüge und regelmäßigen Anfälle von Selbstsucht haben wir wahrscheinlich Spaß miteinander. Denn im Grunde bin ich ein ganz normaler Typ.

Bis auf eines: Ich bin ein grenzwertiger Psychopath.

Ich habe eingewilligt, diese Geschichte aufzuschreiben – eine wahre, wenn auch nicht absolut vollständige Geschichte –, weil ich meinen Angehörigen, meinen Freunden und meinen Kollegen den biologischen und psychologischen Hintergrund meiner Familie darlegen möchte. Diese Enthüllungen basieren notwendigerweise nicht allein auf umfassenden wissenschaftlichen Datenerhebungen aus Bildgebungsverfahren für das Gehirn sowie Genetik und Psychiatrie, sondern auch auf brutal ehrlichen und mitunter verstörenden Eingeständnissen und Diskussionen über mich und meine Vergangenheit – ich hoffe inständig, dass meine Familie sich nach der Lektüre nicht von mir lossagt! Es geht mir dabei nicht nur darum, eine Geschichte zu erzählen oder neue wissenschaftliche Erkenntnisse darzustellen. Vielmehr möchte ich anhand meiner persönlichen Erfahrungen die Diskussion zu einem Thema beleuchten, das in unserer Kultur trotz mangelndem Verständnis und Konsens viel Aufmerksamkeit erhält, nämlich der Psychopathie.

Über die wissenschaftlichen Ergebnisse und die persönliche Geschichte hinaus hoffe ich, dass meine Forschungen und meine Theorien, inwieweit Gehirn, Gene und frühe Kindheit die Entwicklung zum Psychopathen beeinflussen, nicht nur dem Leser selbst von Nutzen sein mögen, sondern auch unter Eltern, Erziehungsexperten und Kriminalrechtlern Nachhall finden. Es klingt vielleicht widersinnig, doch die in diesem Buch dargelegten Erkenntnisse könnten letztlich sogar zum Weltfrieden beitragen. Meine Hypothese lautet, dass in Regionen chronischer Gewalt – vom Gazastreifen bis ins östliche Los Angeles – die Konzentration der Gene, die mit Psychopathie in Verbindung gebracht werden, im Anstieg begriffen sein könnte. In solchen Gegenden wählen Frauen möglicherweise bevorzugt die »harten Jungs«, welche sie hoffentlich beschützen können. So verbreiten sich aggressionsfördernde Gene, was wiederum der Gewalt Vorschub leistet und den Teufelskreis in Gang hält. Über Generationen hinweg entstehen auf diese Weise Kriegergesellschaften. Bisher ist dieser Denkansatz rein spekulativ, doch man sollte darüber nachdenken und diese Frage genauer untersuchen.

Ich bin durch und durch Wissenschaftler – ein Neurowissenschaftler, der die Anatomie und Funktionen des Gehirns untersucht. Mein ganzes Erwachsenenleben hindurch habe ich Verhalten, Motivation und Moral von dieser Warte aus betrachtet. Für mich sind wir Maschinen, wenn auch solche, die wir nicht besonders gut verstehen, und ich habe jahrzehntelang den Standpunkt vertreten, dass wir das, was wir tun und was wir sind, nur zu einem sehr geringen Grad beeinflussen können. Für mich beruhten Persönlichkeit und Verhalten zu 80 Prozent auf der Veranlagung (den Genen) und nur zu 20 Prozent auf der Umwelt (wie und in welchem Umfeld wir aufwachsen).

Davon war ich bezüglich des Gehirns und unseres Verhaltens fest überzeugt. Doch im Jahr 2005 kam diese Überzeugung auf schmerzhafte und durchaus auch peinliche Weise derart ins Wanken, dass ich noch immer daran arbeite, meine früheren Überzeugungen mit der neuen Realität in Einklang zu bringen. Inzwischen ist mir klarer denn je, dass der Mensch von Natur aus ein sehr komplexes Wesen ist. Mit einer Verabsolutierung unserer Handlungen, Motive, Wünsche und Bedürfnisse leisten wir dem Einzelnen einen schlechten Dienst. Der Mensch ist nicht einfach gut oder böse, freundlich oder rachsüchtig, gutmütig oder gefährlich, im Recht oder im Unrecht. Wir sind auch mehr als das Produkt unserer Biologie, und die Wissenschaft kennt nur einen Teil der Geschichte.

Womit wir wieder beim Thema wären.

# 1. Was ist ein Psychopath?

Was ist ein Psychopath?

Nachdem ich mein Hirnszintigramm betrachtet hatte (was ich als Wissenschaftler eher aus professioneller Wissbegier vollzog, nicht weil es mich persönlich alarmiert hätte), wandte ich mich mit dieser Frage an meine Kollegen in der Psychiatrie, um zu prüfen, ob ihre Antworten auf mich zuträfen. Ich befragte die führenden Experten auf diesem Gebiet, doch irgendwie konnten mich ihre Antworten nie zufriedenstellen. Etliche wehrten die Frage von vornherein ab: Psychopathen gäbe es nicht, und die Bitte um eine Definition von »Psychopath« sei wie die Aufforderung, einen »Nervenzusammenbruch« zu definieren. Solche Begrifflichkeiten seien zwar Allgemeingut, unter Fachleuten jedoch ohne jede wissenschaftliche Bedeutung – so ähnlich wie »Gemüse« ein relativ widersprüchlicher kulinarischer Begriff ist, kein biologisch begründeter.

Als ich meinen Freund und Kollegen, den Psychiater Fabio Macciardi, darauf ansprach, sagte er: »Die psychiatrische Diagnose *Psychopath* gibt es nicht.« Nachdem ich nicht locker ließ, erklärte er mir: »Das Passendste, was das Handbuch hergibt, ist eine Persönlichkeitsstörung, in diesem Fall die antisoziale Persönlichkeitsstörung. Aber das ist auch nicht immer das Raubtier, nach dem du suchst.«

Das Buch, auf das sich Fabio bezog, war das *Diagnostic and Statistical Manual of Mental Disorders,* das sogenannte DSM. Es ist die Diagnostikbibel der Psychiater und Psychologen – das Buch, das all die psychischen Störungen skizziert, definiert und klassifiziert, auf die sich der Berufsverband der amerikanischen Psychiater, die APA, geeinigt hat, und an dessen Standarddiagnosen die Fachwelt sich zu halten hat. Das DSM klassifiziert die unterschiedlichsten Krankheitsbilder von Anorexie bis Schizophrenie. Die Psychopathie ist darin jedoch nicht aufgeführt. Die antisoziale Persönlichkeitsstörung, auf die Macciardi verwies, umfasst dort folgende Kriterien: »Anhaltende Missachtung und Verletzung der Rechte anderer mindestens ab dem 15. Lebensjahr, wobei mindestens drei der folgenden sieben Kriterien erfüllt sein müssen: Unvermögen, soziale Normen einzuhalten; verantwortungsloses Verhalten; Lügen und Betrügerei; Gleichgültigkeit gegenüber dem Wohlergehen anderer; Rücksichtslosigkeit; Unfähigkeit zur vorausschauenden Planung sowie Reizbarkeit und Aggressivität.« Abseits des DSM haben viele Ärzte und Experten eigene Definitionen dafür entwickelt, was einen Psychopathen ausmacht. Das Problem ist nur, dass diese Definitionen nicht einheitlich sind und keine von ihnen wissenschaftlich unterfüttert ist.

Unter Berücksichtigung der normalen Vorgehensweise bei einer medizinischen Diagnose sind die Kontroversen bezüglich der Psychopathie kein Wunder. Bei gesundheitlichen Problemen wie Fettleibigkeit, Diabetes oder Bluthochdruck lässt sich leicht feststellen, ob jemand betroffen ist, denn die

Symptome sind bekannt und leicht zu ermitteln. Der Insulinspiegel ist so niedrig, dass der Körper Zucker nicht ausreichend verarbeiten kann? Dann haben Sie Diabetes. Bei psychischen Erkrankungen ist die Diagnose nicht so einfach.

Zum einen gelten psychiatrische Erkrankungen nicht als »Krankheit«. Bei einer Krankheit ist die Ursache (oder Ätiologie) einer bestimmten Störung sowie deren Wirkung (oder Pathophysiologie) auf den Körper bekannt. Im Gegensatz zu vielen echten Krankheiten anderer Organsysteme haben wir bei psychischen Erkrankungen eine andere Ausgangslage, weil über die zugrundeliegenden pathologischen Mechanismen der Biologie so wenig bekannt ist. Wir verstehen zwar immer besser, wie das Gehirn arbeitet, aber dennoch ist dieses Organ nach wie vor ein großes Mysterium. Darum werden die meisten psychiatrischen Probleme als Störungen oder Syndrome bezeichnet. Und auf dieser Leiter von Krankheiten und Störungen steht die Psychopathie auf der alleruntersten Stufe, da es nicht einmal eine Übereinkunft gibt, wie sie sich definiert (oder ob sie überhaupt existiert), geschweige denn eine fachliche Übereinkunft zu ihren Ursachen. Der Versuch, Psychopathie anhand von Checklisten typischer Persönlichkeits- und Verhaltensmerkmale, jedoch ohne Kenntnis der Ursache, zu definieren oder zu diagnostizieren, gleicht einer Artenbestimmung anhand von vergleichbaren Verhaltensmerkmalen: Es fliegt und frisst und macht Geräusche – das kann ein Vogel sein, aber auch eine Fledermaus oder ein Insekt. Worum es sich tatsächlich handelt, bleibt jedoch ungeklärt.

Bisher gibt es für psychische Störungen wie Psychopathie zwar keine feststehenden Testmethoden, doch wir können gewisse Facetten der Befindlichkeit eines Patienten erkennen, indem wir sein Gehirn mit Hilfe von Bildgebungsverfahren wie PET (Positronen-Emissions-Tomographie) und fMRT (funktionelle Magnetresonanztomographie, auch als funktionelle Kernspintomographie bezeichnet) scannen, Gentests durchführen, Verhalten und psychische Merkmale testen und sonstige Ergebnisse einer umfassenden medizinisch-psychiatrischen Untersuchung einfließen lassen. In ihrer Gesamtheit können diese Tests Symptome aufdecken, die unter Umständen auf eine psychiatrische Störung hindeuten. Da psychische Störungen häufig mehr als nur ein typisches Symptom aufweisen, sollte die Diagnose auf Anzahl und Schweregrad diverser Symptome basieren. Zudem wird eine Diagnose zumeist anhand einer Skala gestellt – auch als Spektrum oder Formenkreis bezeichnet –, aus der hervorgeht, ob die individuelle Ausprägung bei diesem Patienten als leicht, mittelgradig oder schwer einzustufen ist. Das häufigste Spektrum, von dem im Zusammenhang mit derartigen Störungen die Rede ist, ist der autistische Formenkreis. Im unteren Bereich dieses Spektrums finden sich eine verzögerte Sprachentwicklung und enge Interessenbereiche, im oberen ausgeprägte repetitive Verhaltensweisen und Kommunikationsunfähigkeit.

Trotz der anhaltenden Debatte, ob Psychopathie tatsächlich eine eigenständige Störung darstellt und – wenn ja – wie diese zu definieren wäre, hat die Medizin sich auf gewisse anerkannte Parameter geeinigt. Der bekannteste Test ist die vielfach verwendete PCL-R (revidierte Psychopathie-Checkliste), mitunter auch als Psychopathentest oder – nach ihrem Entwickler, dem kanadischen Psychiater Robert Hare – als Hare-Checkliste bezeichnet. Die PCL-R besteht aus 20 Kriterien, für die jeweils eine Punktzahl von 0, 1 oder 2 vergeben wird, je nachdem ob dieser psychopathische Verhaltenszug bei dem Probanden nicht vorhanden (0 Punkte), teilweise vorhanden (1 Punkt) oder definitiv vorhanden (2 Punkte) ist. Eine Person mit der höchstmöglichen Punktzahl von 40 stellt auf dieser Skala das Vollbild der Kategorie »Psychopath« dar. Ab einer Punktzahl von 30 gilt die Diagnose als gesichert, wobei ein Ergebnis ab 25 bereits auffällig hoch ist und daher mitunter ebenfalls herangezogen wird. Der Test wird von speziell ausgebildeten Experten durchgeführt, meist im Rahmen einer Befragung des Probanden. Teilweise werden ergänzend Akten, medizinische Untersuchungsergebnisse und Aussagen Dritter einbezogen. Die Einstufung kann auch durch jemanden erfolgen, der den Probanden gut kennt, ohne dass dieser dabei anwesend ist.

Die verschiedenen Kriterien lassen sich in vier verschiedene Kategorien unterteilen, die im Test unter dem Stichwort »Faktoren« laufen. Der interpersonelle (sprich: zwischenmenschliche) Faktor beinhaltet die Persönlichkeitszüge Oberflächlichkeit, Grandiosität und Falschheit. Der affektive Faktor umfasst fehlende Reue, Gefühlskälte und die Überzeugung, für die eigenen Taten nicht verantwortlich zu sein. Beim Verhaltensfaktor geht es um Impulsivität, Ziellosigkeit und Unzuverlässigkeit, und der antisoziale Faktor erfasst unbeherrschtes Verhalten, Jugendstraffälligkeit und Straftaten als Erwachsener. Die antisoziale Persönlichkeitsstörung hängt mit Psychopathie zusammen, ist jedoch deutlich verbreiteter und eher eine Einstufung für nach außen gerichtetes störendes Verhalten als für ein dahinter steckendes Persönlichkeitsproblem. Um abzuschätzen, ob ein Krimineller rückfällig werden könnte, wie schwer er betroffen ist und ob er mit Vorsatz handelt, sind Psychopathie-Skalen besser geeignet.

Eine Selbstdiagnose als Psychopath ist nicht möglich, auch wenn Fragebögen für Selbsttests existieren. Die Auswertung einer solchen Selbsteinstufung könnte zum Beispiel lauten: »Ich kann scharfsinnig, gewieft, listig und clever sein – wenn nötig kann ich andere auch skrupellos manipulieren und in die Irre führen und mich dabei hinterhältig und unaufrichtig verhalten.« Zwei andere typische Aussagen wären: »Manchmal habe ich ein großes Bedürfnis nach neuen, spannenden und aufregenden Reizen. Ich bin schnell gelangweilt. Deshalb gehe ich dann Risiken ein und mache riskante Dinge. Etwas ›bis zum bitteren Ende‹ durchzustehen oder längere Zeit denselben Job zu machen, kann für mich sehr schwierig sein«, sowie: »Mein Vermögen habe ich zu einem beträchtlichen Teil dadurch erworben, dass ich andere bewusst ausgenutzt oder manipuliert habe. In ›normalen‹ Arbeitsverhältnissen bin ich oft nicht so motiviert, habe Schwierigkeiten mit der Selbstdisziplin oder schaffe es nicht, meiner Verantwortung nachzukommen.«

Bezüglich der Abstufungen auf der PCL-R verweise ich gern auf die Filmbranche, wo Psychopathen immer wieder gern thematisiert werden, mal mehr, mal weniger zutreffend. Die extremsten und absurdesten Beispiele finden sich in Horrorfilmen, in denen einäugige zahnlückige Darsteller Angst und Schrecken verbreiten. Denken Sie an Freddy Krueger aus den sieben *Nightmare*-Filmen (1984 bis 2010) oder an die Familie in *Blutgericht in Texas* (1974). Selbst der ebenso selbstsüchtige wie zügellose Patrick Bateman, den Christian Bale für *American Psycho* (2000) verkörperte, ist für einen echten Psychopathen zu gewalttätig und damit unrealistisch. Solche Figuren sind Karikaturen, denn selbst die schlimmsten Verbrecher sind nur selten so offenkundig wahnsinnig.

Zu den glaubwürdigeren Charakterstudien zählen Tommy DeVito in *Goodfellas – Drei Jahrzehnte in der Mafia* (1990, gespielt von Joe Pesci) und Frank Booth in *Blue Velvet* (1986, gespielt von Dennis Hopper). Beide sehen äußerlich relativ normal aus und wirken auf den ersten Blick völlig unauffällig. Tatsächlich jedoch handelt es sich um zutiefst gestörte Individuen, die ihre angeborene Aggressivität letztlich nicht beherrschen können und ihre skrupellosen Gewaltverbrechen kaum bereuen. Tommy und Frank würden auf der PCL-R hohe Werte erreichen. Insbesondere bei Tommy imponieren interpersonelle Aspekte wie Wortgewandtheit, Charme und Manipulation. Er ist sehr unterhaltsam und kann voll in seiner Rolle aufgehen oder auch ganz anderes sein. In dem Dialog »Findest du mich komisch?«, nagelt er den anderen fest – es gibt keine richtige Antwort. Psychopathen können andere in unhaltbare Positionen treiben. Es gibt auch eine Szene, in der Tommy einem Mann in den Fuß schießt und ihn dann wegen seiner Reaktion beschimpft, ehe er weiter Karten spielt. Nach einem Mord sagen Psychopathen häufig aus, sie hätten das Gefühl, das hätte jemand anders getan, oder dass das Opfer den Abzug selbst herbeigeführt hätte. Sie fühlen sich losgelöst und von fremden Mächten zu ihrer Handlung getrieben. Tommy bezeichnet den Vorfall mit dem Schuss in den Fuß als »Unfall«. Nicht jeder Psychopath ist impulsiv oder greift zu körperlicher Gewalt, aber manch einer – wie Tommy und Frank – durchaus.

Mein Lieblingsbeispiel ist der 1986 gedrehte Film *Manhunter* mit Brian Cox und William Petersen in den Hauptrollen. Cox spielt den Kannibalen und Serienmörder Hannibal Lecter, der später in den Filmen *Das Schweigen der Lämmer* und *Hannibal* mit Anthony Hopkins als Hauptdarsteller noch berühmter wurde. Besondere Merkmale von Lecter sind mangelndes Mitgefühl, Sprachgewandtheit und seine Fähigkeit, andere durch seinen Charme zu manipulieren. Hinzu kommt die nicht vorhandene Reue für sein grausam-perverses Verhalten. Für viele Menschen ist er der Prototyp eines Psychopathen, der auf Hares Checkliste sicher hohe Werte erzielt hätte. Vergleichbare Psychopathen der Realität wurden durch besonders extreme Kriminalfälle bekannt – man denke an Jeffrey Dahmer, Ted Bundy oder David Berkowitz, den »Son of Sam«.

Hare zufolge existiert jedoch noch eine vollkommen andere Psychopathenkategorie, die auf der PCL-R weniger auffällig abschneidet, aber dennoch deutliche psychopathische Züge aufweist. In diese Kategorie fallen Menschen wie Will Graham – verkörpert von William Petersen – der in *Blutmond* (1986) als Fallanalyst für das FBI tätig wird. Graham erkennt seine Gemeinsamkeiten mit Lecter, den Mangel an zwischenmenschlicher Empathie oder gewisser Antriebe. Er ist kein Mörder, aber dennoch ein Psychopath oder ein Beinahe-Psychopath, den ich gern als »Pseudo-Psychopathen« bezeichne. Auf der PCL-R würde er vielleicht irgendwo zwischen 15 und 23 landen, jedenfalls unterhalb der 30-Punkte-Grenze zum Vollbild der Psychopathie, aber ansonsten könnte er als völlig normal durchgehen. Als meine Frau und ich diesen Film 1986 zusammen ansahen, zeigte Diane auf Will und sagte: »Das bist du.« (Was mich damals ein wenig irritierte, doch ich legte es so aus, dass sie wohl meinte, wie nett und tiefsinnig dieser Will doch sei.)

Dem Vollbild eines Psychopathen – mit einer Gesamtpunktzahl von 30 oder mehr – entsprechen nur ein Prozent der weiblichen und drei Prozent der männlichen Testteilnehmer. Doch trotz (oder vielleicht gerade wegen) des breiten Klassifizierungsansatzes hat Dr. Hares Psychopathen-Checkliste wie jedes neue Thema in Medizin und Wissenschaft zu heftigen Debatten geführt. Wann immer das Thema auf einer Konferenz oder selbst in privaten Gesprächen mit Kollegen verschiedenster Fachrichtungen zur Sprache kam, entfachte es unweigerlich Diskussionen, was darunter zu verstehen sei.

Ein Kritikpunkt lautet, dass Klassenzugehörigkeit und ethnischer Hintergrund in der Skala nicht berücksichtigt werden. Was in Los Angeles in Vierteln mit starkem Unterschichtsanteil und hoher Kriminalität als normal gilt, unterscheidet sich von der Normalität in einem Wohngebiet der Oberschicht von Minnesota. Umstritten ist auch, wie gut die Skala künftige Gewalttaten vorhersagt. 2012 demonstrierten schwedische Wissenschaftler der Universitäten Lund, Göteburg und Uppsala unter der Leitung von Märta Wallinius, dass der antisoziale Aspekt (Unbeherrschtheit, kriminelle Vergangenheit) für die Prognose künftiger Gewalttaten eine relativ hohe Aussagekraft hat, während der interpersonelle Aspekt (zum Beispiel Oberflächlichkeit) diesbezüglich keinerlei Rückschlüsse erlaubt. Solche Erkenntnisse sind besonders kriminalrechtlich von großer Bedeutung.

Trotz der Kontroverse darüber, ob es überhaupt Psychopathen gibt, stimmen Psychiater in der Regel darin überein, dass es allen Psychopathen an Mitgefühl mangelt – auf der emotionalen Spielwiese halten sie den Ball relativ flach. Ein Psychopath hasst vielleicht nicht, aber er liebt vielleicht auch nicht so, wie die meisten Menschen lieben und geliebt werden möchten. Die meisten Psychopathen können andere gut manipulieren. Sie sind hervorragende Lügner und können sehr beredt und entwaffnend charmant sein. Vor den Folgen ihrer Handlungen haben sie weniger Angst als die meisten normalen Menschen, und während einige von ihnen auf den Stress, bei einer Lüge oder einer Gewalttat erwischt zu werden, ganz normal reagieren, zeigen sich andere gänzlich unberührt. Hochgefährliche Menschen können sich herzlich, unbeschwert und gesellig geben, doch früher oder später fallen sie durch eine verräterische Distanzierung, ruhige Kaltherzigkeit und Missachtung anderer auf. Häufig reagieren sie impulsiv, zeigen jedoch weder Schuldgefühle noch Reue. Sie könnten also andere dazu einladen, an ihren waghalsigen Unternehmungen teilzuhaben, zucken jedoch mit den Schultern, wenn dabei jemand zu Schaden kommt.

Zur Ermittlung eines Psychopathen ist Robert D. Hares Checkliste ein guter Anfang, aber keineswegs perfekt. In meinen Augen sollten die 20 Merkmale nicht mit Punktzahlen von 0, 1 oder 2 bewertet werden, sondern von 0 bis 5, und jedem Merkmal sollte innerhalb eines mathematischen Modells unterschiedlich viel Gewicht beigemessen werden. Besser als ein numerisches Gesamtergebnis mit einer kategorischen Ja-oder-Nein-Diagnose wären individuelle Einzelprofile. Gesundheit oder Fettleibigkeit lassen sich ja auch nicht allein anhand der Ermittlung von Größe und Gewicht bestimmten. Treibt der Mensch Sport? Wie ernährt er sich?

Trotz Übergewicht kann jemand gut in Form sein. Ein Arzt, der seinen Patienten richtig kennt, bezieht solche Zusatzinformationen ein.

Zudem ist fraglich, ob man diverse Verhaltensweisen wirklich zu einer Störung aufsummieren kann. Bei der histrionischen, der narzisstischen und der antisozialen Persönlichkeitsstörung bestehen große Bereiche der Überlappung. Letztlich hat jeder Mensch gewisse psychopathische Tendenzen, ist in gewisser Hinsicht aufmerksamkeitsgestört oder hyperaktiv oder Ähnliches. Die Psychiatrie rückt von der Einordnung in Kategorien mittlerweile wieder ab und spricht in ihrem neuesten Diagnoseleitfaden nicht mehr von Störungen, sondern von »Dimensionen«, doch leider verschließen Ärzte sich mitunter neuen Ansätzen, Versicherungen möchten sich auf bestimmte Diagnosen stützen, und letztlich bevorzugt jeder ein klar definiertes Etikett, mit dem man einen Fall schließen kann. Für mich ist Psychopathie dasselbe wie für andere Menschen Kunst: Ich kann sie schlecht definieren, aber ich erkenne sie, wenn ich sie sehe.

Eine gern gestellte Frage ist die nach dem Unterschied zwischen Soziopathen und Psychopathen. Abgesehen davon, dass viele Psychologen die Existenz beider Typen bestreiten, ist der Unterschied im klinischen Umfeld rein semantischer Natur. Robert Hare erklärte, dass ein Soziologe sich lieber auf den Umweltfaktor und die beeinflussbaren sozialen Facetten der Störung konzentriere und somit den Begriff *Soziopath* bevorzuge, während Psychologen und Psychiater neben den sozialen Faktoren auch genetische, kognitive und emotionale Komponenten berücksichtigten und eher für *Psychopath* votierten. Als Hirnforscher, der sich für die genetischen und neurologischen Ursachen dieser Persönlichkeitsstörung interessiert, werde ich in diesem Buch von *Psychopathen* sprechen. Damit beschreibe ich Menschen mit bestimmten Kombinationen der vier Faktoren aus Hares Checkliste: dem interpersonellen und dem affektiven Faktor, dem Verhaltensaspekt und den antisozialen Tendenzen.

Mein Interesse an der Hirnforschung begann im Jahr 1968, als ich als junger Collegestudent den Film *Charly* sah, der im gleichen Jahr auf der Berlinale vorgestellt wurde. In diesem Film geht es um einen geistig behinderten Mann, der sein Leben ändern möchte und lernen will, wie man lernt. Das gelingt ihm auch, und nachdem er sich einem neuartigen neurochirurgischen Eingriff unterzieht – der zuvor an seiner persönlichen Versuchsmaus durchgeführt wurde –, entwickelt er sich vorübergehend sogar zum Genie. Dieser zukunftsweisende Film über die biologischen und chemischen Ursachen unseres Verhaltens hatte großen Einfluss auf meine berufliche Ausrichtung.

Im Laufe der Zeit habe ich mich mit vielen Facetten des Gehirns auseinandergesetzt. Die meisten Forscher wählen ein relativ überschaubares Fachgebiet; ich hingegen beschäftigte mich mit diversen Gebieten von Stammzellen bis hin zu Schlafentzug.

Psychopathie kam erst in den 90er Jahren hinzu, als ich von Kollegen aus der Fakultät für Psychiatrie und Humanverhalten an der Universität Kalifornien in Irvine gebeten wurde, PET-Aufnahmen von besonders gewalttätigen Mördern zu begutachten. Einige von ihnen waren Serienmörder, die gerade erst richterlich überführt worden waren und wo es im weiteren Prozess nun um das Strafmaß ging. In diesem Stadium des Strafprozesses willigen Mörder häufig in Gehirnaufnahmen ein, weil sie sich von einer eventuellen Hirnschädigung ein milderes Urteil erhoffen.

Wie ich bereits erwähnte, wissen wir nur sehr wenig über Psychopathie, doch ohne die Kernspintomographie wüssten wir wohl noch weniger. Für einen Psychopathen ist es ein Leichtes, sich als einfühlsamer, reuiger Sünder zu präsentieren, doch sein Gehirn spricht eine andere Sprache. Daran arbeitete ich im Oktober 2005, als ich feststellte, dass meine auffällige PET-Aufnahme in den Bereichen, die für Empathie und Ethik zuständig sind, eine reduzierte Aktivität zeigte.

Nachdem ich mich mit diesem Thema weidlich auskannte, hätte man meinen sollen, dass mich dieser Befund erschreckte, ärgerte oder besorgt stimmte. Aber das war nicht der Fall, denn ich wusste es ja besser: Ich bin glücklich verheiratet und habe drei Kinder, die ich sehr liebe. Ich war nie gewalttätig geworden, hatte nicht manipuliert und war kein gefährlicher Verbrecher. Ich war kein Hannibal Lecter oder dergleichen, sondern ein anerkannter Wissenschaftler, der das Hirn nichtsahnender Patienten untersuchte, um zu verstehen, wie ich sie zu meinen Gunsten besser kontrollieren könnte. Unsinn! Ich war ein Forscher – ich hatte noch nicht mal Patienten!

Dennoch verriet mir meine Aufnahme etwas, das ich bisher nicht richtig verstanden hatte. Ich hatte gerade einen Artikel eingereicht, in dem ich erklärte, inwiefern ich das Gehirn von Psychopathen untersucht hatte. Ich hatte eine Theorie aufgestellt, in der ich die neuroanatomische Basis der Psychopathie beschrieb, und dafür ein Muster identifiziert, das auf mich selbst zutraf. Wie passte das, was ich gerade weitergegeben hatte, zu meinem eigenen Gehirn? War ich tatsächlich die Ausnahme von der Regel? Und wenn ich kein Psychopath war – was dann? Und wenn man sich nicht auf Studien zum eigenen Gehirn verlassen konnte, eben jenem Organ, das für jeden Gedanken und jede Handlung verantwortlich ist, wie könnten wir dann jemals verstehen, wer wir wirklich sind?

# 2. Unheilvolle Vorboten

Im Laufe der letzten Jahre haben die Medien insbesondere psychopathische oder gestörte Kinder und Jugendliche, die zu gewalttätigen Mördern heranwuchsen, intensiv unter die Lupe genommen. Bei jedem Amoklauf an einer Schule scheinen die Freunde, die Angehörigen, die Klassenkameraden und die Lehrer im Nachhinein alle Warnzeichen wahrzunehmen, die das Geschehen hätten ankündigen können. Wenn Eltern bei ihren Kindern Hinweise auf anomales oder antisoziales Verhalten sehen, wenden sie sich unverzüglich an einen Arzt, in der Hoffnung, durch eine Therapie oder Medikamente Schlimmeres zu verhindern.

Das ist einer der Gründe, weshalb ich meiner eigenen Gehirnaufnahme anfangs so wenig Beachtung schenkte. Ich hatte eine glückliche Kindheit verlebt, und erst als ich im Zuge meiner Arbeit und meiner persönlichen Entdeckungen bestimmte Ereignisse neu überdachte, fielen mir allmählich Anzeichen dafür auf, dass ich anders war als andere Jungen.

Geboren bin ich in Poughkeepsie, New York, am 18. Oktober 1947 um 7:07 Uhr morgens. Mein Gewicht betrug 7 amerikanische Pfund und 7 Unzen (3500 Gramm), und obwohl ich nicht abergläubisch bin, erwies sich die 7 in meinem Leben immer wieder als meine Glückszahl. Schwangerschaft und Geburt verliefen problemlos, waren für meine Eltern aber dennoch von großen Ängsten begleitet, da meine Mutter zuvor vier Fehlgeburten erlitten hatte. Meine Eltern, aber auch Onkel, Tanten und Großeltern versicherten mir, ich sei ein fröhliches Kind gewesen. Dennoch habe ich meinen älteren Bruder Jack mit meinem Gebrüll angeblich ziemlich verrückt gemacht.

Meine Mutter und andere Familienmitglieder beschreiben mich als »süßes, fröhliches Baby« ohne besondere Verhaltensauffälligkeiten, obwohl ich schon im zweiten Lebensjahr schweres Asthma entwickelte, das mein Leben bis heute begleitet. Die Luftnot, die mitunter tagelang anhielt, zählt zu meinen frühesten und nachdrücklichsten Erinnerungen. Kürzlich bat ich meine Mutter um eine Beschreibung, wie ich als Kind war, also bis zur Pubertät, und ob mein Verhalten sich verändert hätte oder irgendwie auffällig gewesen wäre. Die Adjektive, mit denen sie mich für diesen Zeitraum beschrieb, lauteten: »Süß, lieb, direkt, frech, sehr neugierig, pfiffig, fröhlich, nachdenklich, liebenswert, freundlich.« – »Ein Schlingel«, sagte sie und fügte hinzu: »Eine Nervensäge. Such dir was aus.«

Viele Jahre hat meine Familie mir Ähnliches über meine Kindheit erzählt. Ich sei ein so hübsches Kind gewesen, dass mein Großvater mich einmal sogar für einen Wettbewerb zum schönsten Kind Amerikas angemeldet hätte. Mein Vater hat mich überall hingetragen, und diese enge Bindung setzte sich bis zum Studium fort – er nahm mich mit in die Bars, wo wir Billard, Dart und Shuffleboard spielten. Oder wir hockten zusammen an der Theke und unterhielten uns mit dem Wirt. Manchmal gingen wir zusammen angeln und übernachteten dabei in den Adirondack Mountains. Schon als Dreijährigen nahm er mich zu den Pferderennen in Saratoga Springs mit, was ich bis heute in ungebrochener Tradition fortsetze: Seit 63 Jahren bin ich jeden August beim Rennen in Saratoga, und ich gehe auch nach wie vor Forellen angeln, so oft es geht. Meiner Mutter stand ich ebenfalls sehr nahe. Sie lehrte mich schon früh, wie man kocht, näht und bügelt.

1951 zog meine Familie von Poughkeepsie fort, und im Folgejahr kam ich an der St. Patricks School in Cohoes, New York, in den Kindergarten. Es war eine katholische Grundschule, die von Nonnen geleitet wurde, und wo ich eine glückliche Schulzeit ohne besondere Zwischenfälle verbrachte. Der einzige besondere Vorfall trug sich während der Vorbereitung auf meine Erstkommunion in der ersten Klasse zu. Ich fing an, Witze zu reißen, worauf die Lehrerin mich zur Strafe eine Viertelstunde in einen Papierkorb setzte, aus dem meine Füße oben herausragten. Einige Klassenkameraden erschreckte dieser Anblick, doch ein paar Quatschmacher konnten sich kaum das Lachen verkneifen. Ich kann mich genau erinnern, dass ich die ganze Geschichte sehr komisch fand. Deshalb schnitt ich Grimassen, was mir eine zusätzliche Viertelstunde Auszeit einbrachte. Das war der Beginn meiner Karriere als Klassenclown, eine Rolle, in die ich bis heute leicht hineinrutsche. Noch mit 58 Jahren wurde ich mit einer bekannten Nachrichtensprecherin aus einem Wahrnehmungsseminar gewiesen, nachdem wir während einer ernsthaften, gefühlsbetonten Sitzung die ganze Zeit kichernd herumgeflirtet hatten. Ich schwöre, dass sie schon damals in der ersten Klasse zu den Mädchen gehörte, deretwegen ich bei den Nonnen in Teufels Küche geriet.

Ein paar Jahre später zogen wir nach Loudonville um, eine gehobene Gegend, wo ich von der vierten bis zur sechsten Klasse zur Schule ging. Diese drei letzten Grundschuljahre waren eine wahre Wonne. Ich kann mich an viele Tage aus jener Zeit erinnern, die für mich sowohl schulisch als auch sozial sehr erfolgreich war. Wir hatten dort sehr begabte Lehrer und eine von ihnen, Miss Winnie Smith, war bestimmt eine der genialsten Grundschullehrerinnen aller Zeiten. Bei den meisten war sie sehr beliebt, doch mir schenkte sie besondere Aufmerksamkeit. Sie ermunterte mich, bei Theateraufführungen aufzutreten, aber auch zum Musizieren und Malen und zur Teilnahme an allen Gemeinschaftsaktivitäten. Das machte mir so viel Freude, dass ich mich an diverse, mitunter auch nur ganz kleine Aufführungen in jener fünften Klasse erinnere, die von ihr geleitet wurden.

Gegen Ende meiner sechsjährigen Grundschulzeit half ich gelegentlich in der Apotheke aus, die mein Vater mit meinem Onkel in Troy betrieb. Da ich – aufgrund meiner angeborenen Begabung für Wissenschaft, Mathematik und Technik – schon früh Interesse an der Natur hatte, an Tieren, Gartenarbeiten und allem, was im Freien stattfand, kam ich mit den Apothekern gut zurecht und wusste bald, dass ich Wissenschaftler werden wollte. Mich faszinierten die Fragen danach wie wir werden, wer wir sind, und warum wir hier sind. All die Gespräche über Medizin und die Vielfalt an Düften, die damals die Hinterzimmer einer großen Apotheke prägten, waren ein unglaubliches Rüstzeug für meine Zukunft. Von Anfang an konnte ich mich dafür begeistern, weshalb ich in der Junior High School und in der High School auch weiterhin in der Apotheke arbeitete. Natürlich interessierte ich mich für die vielen Medikamente und die Chemie der Grundzutaten und entdeckte irgendwann die braunen Salpeter-Flaschen. Nachdem ich die Angestellten dazu befragt hatte, wurde mir klar, dass Salpeter ein zentraler Bestandteil von Schießpulver war. Da die Apotheke chemisch gut bestückt war, fand ich bald auch die übrigen Zutaten: Holzkohle, Schwefel und Magnesiumoxid als Brandbeschleuniger. Damit begann eine lange, enge Beziehung zu Schießpulver und allem, was explodiert. Ich fing an, eigene Feuerwerkskörper herzustellen, und ging dann – unterstützt von einem besonders wagemutigen Freund – zur Herstellung immer größerer Rohrbomben über, die wir im Laufe der Jahre regelmäßig zur Explosion brachten. Etwa zur gleichen Zeit luden mich zwei andere Freunde, die gern schossen und Feuer legten, zu ihren Unternehmungen ein, die häufig damit endeten, dass ganze Felder niederbrannten und ihre Häuser in Gefahr gerieten. Aber letztlich waren wir einfach Jungs mit Unfug im Kopf, nicht wirklich böse, auch wenn uns derartige Streiche heute wohl in größte Schwierigkeiten brächten. Manche aus meinem Umfeld ballerten auch auf Tiere – im Zweifelsfall auf Vögel oder mit dem Luftgewehr auf Kühe –, aber für so etwas konnte ich mich nie erwärmen.

In den Nächten, wo man mit allem möglichen Mist ungestraft davon kam, zum Beispiel an meinem geliebten Halloween, waren wir wahre Teufelsbraten. Bei unseren Scherzen zogen wir alle Register, zum Glück ohne dass jemals jemand dadurch zu Schaden kam, und schleppten am Ende des Abends tütenweise Süßigkeiten mit uns herum, die wir »für die Armen« im Kloster abgaben (vielleicht auch nur, damit die Nonnen ein Auge zudrückten, wenn sie das nächste Mal

Grund hätten, uns zu bestrafen.) Wir waren keine Übeltäter, sondern nur auf Unsinn aus. Aus meiner Sicht hat dieser innere Trieb, andere zu foppen und zu quälen, möglicherweise eine dunkle Seite, doch nach dem Scherz zeigte sich normalerweise, dass nichts Schlimmes dabei gewesen war.

Mein Hang zu solchen Missetaten war vielleicht erlernt, denn auch mein Vater und meine Onkel waren solche Scherzkekse, insbesondere Onkel Arnold, der mit meinem Vater die Apotheke betrieb, aber auch Onkel Charlie, mein Großonkel mütterlicherseits. Mein Vater und Onkel Arnold machten ärmeren Kunden weis, sie würden ihnen die Medizin zu überhöhten Preisen andrehen, während sie den Preis in Wahrheit bis zu 90 Prozent senkten. Wenn so jemand einen Krückstock brauchte, der zehn Dollar wert war, hieß es mit kühler Pokermiene: »Das macht dann zwei Dollar«, anstatt den tatsächlichen Preis zu nennen. Wieder und wieder habe ich diese Masche beobachtet. Mit solchen Witzeleien brachten sie diese Kunden zwar gegen sich auf, sorgten jedoch letztendlich dafür, dass weniger begüterte Menschen ihre Würde wahren konnten, ohne einen Offenbarungseid zu leisten.

Meine Schullaufbahn mündete schließlich im nahen Colonie auf der Shaker High School. Das war eine sehr fortschrittliche, neue Schule, die bereits 1959 mit Computern aufwarten konnte. Auch dort verbrachte ich herrliche Jahre und durfte in jeder Hinsicht glänzen, von den schulischen Leistungen über die soziale Anerkennung bis hin zu Kunst, Musik und Sport. Es war eine phantastische Schule mit hervorragenden Lehrern, und ich genoss jedes Jahr dort.

Mein Selbstbild als Jugendlicher war das eines ganz normalen, netten Kerls – freundlich, hilfsbereit und immer gut drauf. Manchmal redete ich dummes Zeug, aber die meisten Leute akzeptierten mich und waren gern mit mir zusammen, ob als Kameraden oder auch als engere Freunde. Mit weiblichen Wesen schien ich besser klar zu kommen als viele andere, und meine diversen langjährigen Freundschaften, die ich seit meiner Jugend bis heute pflege, zeigten, dass ich nicht nur mit Männern, sondern auch mit Frauen gut Freund sein konnte.

Körperlich wirkte ich mit knapp 1,80 Meter und einem Gewicht zwischen 80 und 100 Kilo während meiner High School- und Collegezeit weder einschüchternd noch aggressiv. Ich prügelte mich nicht herum und war unter meinen Geschwistern, deren Persönlichkeiten von sehr extrovertiert bis hin zu stark introvertiert rangierten und durchaus mal mit anderen aneinandergerieten, eher einer von der ruhigeren Sorte. Jack war der Erstgeborene, dann folgte ich mit fünf Jahren Abstand. Vier Jahre später kam mein Bruder Peter zur Welt, drei Jahre darauf Tom, zwei Jahre darauf Mark und im Folgejahr schließlich Carol. Pete war unser Schwerenöter. Er hatte ADHS, stand unablässig unter Strom und brachte sich häufig in Schwierigkeiten. Jack war aggressiver als ich und oft in Handgreiflichkeiten verstrickt. Tom, Mark, Carol und ich waren relativ ruhig.

Einen Kampf zettelte ich also selten an, doch wenn jemand auf andere losging, ging ich normalerweise dazwischen. Wenn nötig, schnappte ich mir den Kerl, hob ihn hoch und versicherte ihm, ich würde ihn umbringen. Ab meinem zwölften Lebensjahr kam das einige Male vor. Einmal – da muss ich 19 oder 20 gewesen sein – sah ich, wie ein Freund in der Kneipe einen Streit vom Zaun brach und zog ihn weg. Sein Kontrahent jedoch setzte ihm nach, was ich unfair fand, also packte ich den anderen am Schlafittchen und zerrte ihn vor die Tür. Mein Freund wollte, dass ich den Typ festhielt, damit er ihn zusammenschlagen könnte, aber das fand ich ebenso unfair und weigerte mich. Viele Männer aus meiner Familie sind Sportler und gehen keiner körperlichen Auseinandersetzung aus dem Weg, doch daran habe ich nie Geschmack gefunden. Mir lag es viel mehr, andere gewaltlos fertigzumachen. Schon in der High School konnte ich mich weder zu Ringkämpfen noch zum Football aufraffen. Ich brachte meinen Gegner lieber aus dem Konzept oder mit allen Mitteln zum Lachen. Das war Sport nach meinem Geschmack, nicht ernst, nicht gewalttätig, sondern einfach ein gut gelauntes Austoben.

Während meiner Zeit an der Junior High School entwickelte ich eine Zwangsstörung, die sich teilweise in Form von zwanghafter Religiosität niederschlug, besonders bezüglich der Religion meiner Mutter, des Katholizismus. Niemand in meiner Familie oder dem engeren Freundeskreis drängte mich in diese Richtung, so dass ich diese Tendenz so gut wie möglich für mich behielt. Nur ein Priester und meine Mutter schienen meine zunehmende Zwanghaftigkeit zu bemerken. Heimlich schlich ich täglich in die Messe und verbrachte samstags jede wache Minute damit, mich auf die abendliche Beichte vorzubereiten, damit ich weiterhin jeden Tag die Sakramente erhalten durfte. Während meiner gesamten Jugend, einschließlich der sechs Jahre an den weiterführenden Schulen, habe ich nicht eine Sonntagsmesse und keinen wichtigen Feiertag versäumt. Ich bewegte mich in einer geheimen Welt, die vollständig durch einen inneren Mechanismus bestimmt wurde, welcher mich auf meine charakterlichen Schwächen und sogar auf die Schwächen in meiner Wahrnehmung hinwies. Mein Streben nach Reinheit und Perfektion brachte mich schließlich dazu, die bizarrsten Sünden zu erfinden. Mein Beichtvater bemühte sich, mir zu vermitteln, dass die »Verbrechen«, die ich jede Woche schilderte, keine Sünden seien. Obwohl mir das im Grunde klar war, bauschte ich sie zu zerstörerischen Gedanken auf, um sie zu Sünden zu machen.

Dass eine Zwangsstörung eine moralische Dimension annimmt, ist nicht ungewöhnlich. Eine meiner skurrileren Ideen war der Versuch, der linken Seite meines Körpers und meiner gesamten Umgebung ebenso viel Aufmerksamkeit zu schenken wie der rechten. Diese innerliche Orientierung im Raum überwachte ich ganz genau, und am Ende der zehn bis 20 Sekunden, die ich mir für die jeweilige Bestandsaufnahme zugestand, stellte ich häufig fest, dass die eine Seite eine Sekunde mehr Beachtung erhalten hatte als die andere. Für mich wurde das zu einer Todsünde. Dann jedoch beschloss ich, dass ein derartiger Gedanke eine weitere Todsünde sei. Mit zwölf Jahren konnte ich ganz allein auf einer Parkbank sitzen, ohne mich zu rühren, und in nur einer Stunde 40 Todsünden begehen, von denen jede einzelne mir die ewige Verdammnis einbringen konnte. So konnte es Stunden und Tage weitergehen. Zwei volle Jahre hindurch war mein inneres Leben von derartigen Vorstellungen geprägt. Die Angst, die meine wild wuchernden Zwänge erzeugten, konnte ich zwar normalerweise verbergen, aber sie nagte ständig an mir. In diesem Zeitraum erlebte ich auch spontane Anflüge von Furcht und Grauen, die bis zu einer halben Stunde anhielten und langfristig mit einer anhaltenden religiösen, genauer gesagt, spirituellen Krise zusammenfielen, die Jahre lang anhielt. All dies geschah gänzlich ohne äußeren Druck seitens Familie, Freunden oder auch Kirchenvertretern. Die anderen versuchten vielmehr, mich wieder auf den Boden der Tatsachen zurückzuholen.

Abgesehen davon, dass ich von Symmetrie besessen war, musste ich mir auch ständig die Hände waschen. Auf dem Weg zum Schulbus sammelte ich auf bis zu zehn Metern rechts und links des Wegs den Müll auf, um eine Sauberkeitsschneise hinter mir herzuziehen. Alles wurde eine Frage der Moral. Ich musste perfekt sein, und ich durfte ausschließlich gute Absichten haben. Wenn ich etwas Gutes tat, ohne dass es mir ein inneres Anliegen war, hielt ich es letztlich für unmoralisch. Ich wusste, wie verrückt das war, konnte aber nichts dagegen tun. Irgendwann erzählte ich niemandem mehr davon, weil die anderen es für Spinnerei hielten. Stehlen oder eine Regel zu brechen, konnte ich mir nicht einmal vorstellen. Auch Sex kam für mich als Teenager nicht in Frage, selbst als ich schon mit Diane ausging, die später meine Frau wurde. Für mich war das unmoralisch. Nach mehreren Jahren wurde ihr das schließlich zu bunt.

Ich war schon über sechzig, als meine Mutter mir eine Geschichte aus der Zeit meiner Zwangsstörungen erzählte, die sich im Sommer 1961 zugetragen hatte. Damals war ich dreizehn Jahre alt und immer sehr umgänglich gewesen. Urplötzlich jedoch und scheinbar ohne jeden Auslöser verschloss ich mich und zog mich in meine eigene kleine Welt zurück. Ich hatte nichts zu tun, und unser Nachbar hatte ein altes, verwittertes Boot im Hof stehen. Das sah ich mir an und dachte, wenn ich es repariere, könnte ich damit vielleicht Fischen gehen. Jeden Tag arbeitete ich an dem Boot, manchmal bis zu vierzehn Stunden am Stück. In dieser Zeit redete ich wenig und wurde immer eigenbrötlerischer.

Eines Tages beobachtete mich meine Mutter von der Küche aus bei der Arbeit und wurde immer besorgter. Es war das erste Mal, dass ich antisoziales Verhalten an den Tag legte. »Ich wusste wirklich nicht, ob ich mit deinem Vater sprechen und einen Psychiater einschalten sollte, den wir damals kannten.« Als im September die Schule und damit der geregelte Alltag wieder losgingen, wurde ich wieder normal. Meine Mutter hat nie mit meinem Vater darüber gesprochen, und eine derartige depressive Phase wiederholte sich auch nicht mehr. Als ich wieder zur Schule ging, wurde ich sozial und sportlich so aktiv, dass ich zu viel um die Ohren hatte, um auf neuerliche Anflüge von Depressionen zu reagieren.

Zu Beginn der High School belohnte die Diözese meine Frömmigkeit, indem sie mich auf der jährlichen Jugendkonferenz der Katholiken des Bundesstaats New York zum jungen Katholiken des Jahres ernannte. Diese Ehrung verschaffte mir Kontakt zu Gouverneur Nelson Rockefeller, aber auch zu Kardinal Spellman, dem Erzbischof von New York, und anderen staatlichen und kirchlichen Würdenträgern, aber auch zu Gleichaltrigen, denen der gleiche Titel zuteil geworden war. Während der Tagung, die mit der Konferenz mit all diesen Schülern und Priestern einherging, wurde mir erstmals bewusst, dass die anderen aktiven jungen Katholiken sich für reale, praktische Aktionen und Fragen innerhalb der Kirche interessierten, wohingegen ich ganz in einer rein metaphorischen Welt aufging, einer Welt des Wahnsinns.

Die vier Jahre an der High School waren von ständigen Aktivitäten gefüllt. Ich gehörte während der gesamten Zeit dem Football Team, der Ringermannschaft und den Leichtathleten an. Im Sommer betrieb ich Wettkampfschwimmen und im Winter nahm ich an den Wettbewerben im Slalom und Riesenslalom teil. Über einen Sieg freute ich mich genauso wie jeder andere, aber ich regte mich nie über meine Konkurrenz auf. Außerhalb vom Sport war dies durchaus anders. Bei Gesellschaftsspielen konnte ich unausstehlich sein. Ich war ein schlechter Verlierer, so dass ich ernsthafte Poker- oder Scrabble-Gegner schließlich nicht mehr in meinen Freundeskreis ließ.

Abgesehen von meiner Untauglichkeit als Mitspieler war ich durchaus gemeinschaftsfähig. Ich wirkte in der Schulband und bei Aufführungen mit, leitete die Theater-AG und beteiligte mich am Schülerrat. Angesichts meiner vielfältigen Kontakte zählte ich an meiner Schule mit über tausend Schülern zu den coolen, gutaussehenden, schlauen Sportlern. Ich hatte drei enge Freunde und einen Kreis von etwa dreißig Leuten, die ich als gute Freunde betrachtete. Mit meinen Klassenkameraden kam ich gut aus und wurde von den Footballspielern, Theater- und Kunstfans ebenso akzeptiert wie von den Strebern und Nerds. Nichts von ihren Interessen oder Aktivitäten erschien mir langweilig. Dank meines ausgeprägten Sinns für Humor und meiner offenen, optimistischen Art waren andere gern mit mir zusammen. Ich war ein helles Bürschchen, aber nicht besonders zielstrebig, und wurde im Abschlussjahr der High School als unser »Klassenclown« ausgezeichnet.

Vor kurzem fragte ich Pat Quinn, eine klinische Psychologin, mit der ich seit der siebten Klasse befreundet bin, wie sie meine damalige Persönlichkeit und meinen Charakter in Erinnerung hätte. Ihre Antwort kam per E-Mail und lautete: »Beim Football hast du mit allen Bandagen gekämpft, aber ansonsten warst du zugewandt und freundlich. Du warst ein intelligenter, ehrgeiziger Schüler, der anderen nur zu gern einen Streich spielte. Daneben hattest du eine konservativere, rigide Seite, die sich zeigte, sobald es um Politik und Religion ging. Als Teenager setzten wir uns gern über Grenzen hinweg, besonders über die Normen Mitte der sechziger Jahre. Aber du gehörtest nicht zu den Regelbrechern, und bei gesellschaftlichen Normen hast du in klaren Schwarz-Weiß-Kategorien gedacht. Du hast gern über aktuelle Themen diskutiert, aber wenn dir jemand intellektuell nicht gewachsen war, wurdest du ungeduldig. Insgesamt warst du ein gut ausgeglichener Heranwachsender, dem es nach außen hin nie an Einsicht, Einfühlungsvermögen oder Mitgefühl mangelte.«

Gleichzeitig wusste ich im Hinterkopf, dass eine schwarze Seite in mir lauerte, die mich an seltsame, dunkle Orte lockte.

Verschiedene kurze, desorientierende Erlebnisse im ersten High School-Jahr halfen mir, meine Zwangsvorstellungen und die übertriebene Religiosität zu überwinden. Mein Vater setzte mich für die Apotheke als Botenjungen ein, was mich in Krankenhäuser und Betriebe, aber auch zu Ärzten und Patienten und den verschiedensten weltfernen Kunden führte. In jenem Sommer jedoch schickte er mich auch einige Male in ein Altersheim mit vielen psychiatrischen Patienten. Wenn ich dort mit meinen Medikamenten durch die Gänge lief, erlebte ich erstaunliche Situationen: Alte Damen, die einen

Striptease hinlegten, um mich in ihr Bett zu locken, Menschen mit Echolalie, die Stunde um Stunde denselben Satz vor sich hin sagten, sowie Patienten mit Schizophrenie, im Endstadium der Demenz oder mit unbeschreiblichen Verhaltensstörungen. Nachdem ich einige Male dort gewesen war, erkannte ich, dass meine eigenen Probleme im Vergleich zu der Last, die diese armen Seelen zu tragen hatten, an Bedeutung verloren. Diese Botengänge und die in ein Heim für straffällige Mädchen zeigten mir, was ein echtes Problem war. All diese verrückten und schrecklich unglücklichen Menschen dort rückten meine persönlichen Nöte wieder zurecht, und ich lernte, das Leben, das unsere Eltern uns geschenkt hatten, neu zu schätzen.

Ich war so umtriebig und erntete so viel Anerkennung, dass es mir in jenen Jahren bestens ging. Nach der Schule fand ich sofort ein College, an dem ich weiterhin Football spielen und gegen hochkarätige Skifahrer aus dem Nordosten und aus Kanada antreten konnte. Mit siebzehn kam ich an das Saint Michael's College in Vermont. Meine Zwanghaftigkeit war im Laufe der High School abgeflaut, aber während des ersten Collegejahrs traten andere merkwürdige Störungen auf. Eines Tages saß ich mit einem Klassenkameraden in der Cafeteria, als meine Hände scheinbar grundlos unkontrolliert zu zittern begannen. Die Diagnose lautete »gutartiger familiärer Tremor«, eine Erbkrankheit. Das Schütteln tritt noch heute gelegentlich auf.

Im gleichen Monat fuhr ich in den Staat New York zurück, um Diane zu sehen, mit der ich bereits in der Schulzeit ausgegangen war. Als ich mit ihr an jenem Wochenende unterwegs war, verspürte ich ein unangenehmes Prickeln in den Füßen, das über die Beine bis in den Körper aufstieg. Als der vibrierende Druck meinen Hals erreichte, hatte ich das Gefühl, mir würde gleich der Kopf platzen. Meine Halsschlagader pochte derart heftig und ich rang so um Luft, dass Diane in Panik geriet. Wir hielten an, sie setzte sich ans Steuer, holte ihre Mutter ab und fuhr mich ins Krankenhaus. Als ich dort eintraf, lag mein Blutdruck bei 240 zu 165, und mein Puls hämmerte mit 142 Schlägen pro Minute. Ich steckte also in einer gefährlichen kardiovaskulären Krise, und die Ärzte verabreichten mir Valium intravenös, worauf Blutdruck und Puls innerhalb von einer Viertelstunde ansprachen.

Es war die erste von schätzungsweise 850 Panikattacken, die ich in den folgenden Jahren durchleiden sollte. Die meisten trugen sich zwischen zwanzig und Anfang dreißig zu, bis ich schließlich lernte, sie rechtzeitig zu erkennen und angemessen darauf zu reagieren. Während der ersten 500 Attacken war ich jedoch ganz sicher, dass ich jetzt sterben würde. Diese Überzeugung stellte sich jedes Mal ein, ob tagsüber oder nachts, ob allein oder unter Menschen. Es war einfach so. Dass ich genau wusste, dass ich nicht daran sterben würde, weil ich diese Attacken stets überlebt hatte, tat nichts zur Sache. Das limbische System überzeugte den Rest meines Gehirns davon, dass ich gleich ins Gras beißen würde. Nach dem Abklingen der Zwangsstörungen und bösen Vorahnungen beglückte mein Gehirn mich jetzt also mit Händezittern und Panikattacken. Sehr freundlich!

Ein positiver Aspekt der Panikattacken war, dass ich vor lauter Angst vor einem Schlaganfall oder Herzinfarkt in meiner gesamten Collegezeit und auch später niemals harte oder gar halluzinogene Drogen nahm. Lieber begnügte ich mich mit Alkohol und zu bestimmten Anlässen einem gemeinsamen Joint, aber aus Angst davor, meinen Verstand zu verlieren und einen Schlaganfall zu erleiden, ließ ich von anderen Drogen die Finger.

Ein Jahr nach der ersten Panikattacke erfolgte meine Musterung zum Vietnamkrieg. Bei der ärztlichen Untersuchung riefen meine Hinweise auf die Zwangsstörung und die Panikattacken nur ein müdes Gähnen hervor. Mein allergisches Asthma jedoch hielt man im Einsatzfall für potenziell bedenklich. Also wurde ein Pricktest am Arm angeordnet. Innerhalb von zehn Minuten nach Aufbringen der Allergene kam es bei mir zum Tunnelblick, dann wurde mir schwarz vor Augen. Ich erwachte auf der Untersuchungsliege, wo ich am Tropf hing – die Allergene hatten einen anaphylaktischen Schock ausgelöst. Ich wurde nie eingezogen, sodass sich die Allergieneigung letztlich wieder als eine Unannehmlichkeit erwies, die mir das Leben retten sollte. Am Ende war jede der ungewöhnlichen kognitiven, emotionalen, psychiatrischen und körperlichen Nagelproben, mit denen ich konfrontiert war, ein Segen und hat meine Einstellung zum Leben positiv beeinflusst. Darwin hätte diese Aussage sicher amüsiert.

Meine Collegezeit von 1965 bis 1969 war vermutlich genauso normal, intensiv und überbordend, wie die meisten Gleichaltrigen die ausgehenden sechziger Jahre erlebten. Ich interessierte mich für Biologie, Skifahren und Football. Unter meinen engeren Freunden gab es diverse Musiker und Geisteswissenschaftler, was nahezu automatisch mit einer gehörigen Portion östlichem Mystizismus, Halluzinogenen und nennenswerten Mengen Marihuana einherging. In diesen Kreisen schniefte man sogar kampfer- und opioidhaltige Rektalsalben, und unser Kampflied für die viertägigen »Wochenend«-Sauftouren war von faszinierender Schlichtheit. Erst kürzlich erinnerte mich mein alter Studienkamerad Henry (gewisse Namen sind geändert) daran, wie ich einmal einen Typ aus einem Cabrio geschmissen hatte und mit seinem Date abgezogen war. Offenbar war Henry nüchtern genug gewesen, um sich diese Episode bis heute zu merken.

Diesen Hang zum Feiern kostete ich selbst nach dem College noch aus. 1977 war ich Postdoktorand an der kalifornischen Universität San Diego, wo ich mit einem befreundeten Arzt ein wichtiges Footballspiel besuchte. Nach dem Spiel zogen wir ab in die Studentenwohnheime von Fraternity Row, wo ein Haufen betrunkener Collegestudenten aus verschiedenen Häusern es lustig fand, alle Möbel ins Freie zu schleppen. Ich stiftete sie an, die Sachen mit Alkohol zu übergießen und in Brand zu setzen. Dabei blieb ich in jeder Hinsicht ebenso unerschrocken wie beredsam. Die eintreffenden Polizisten wirkten nicht sonderlich besorgt. Einem Feuerwehrmann bot ich einen Joint an, woraufhin er mich mit seinem Löschschlauch spielen ließ und ich prompt die Leute vollspritzte. Danach rannten mein Freund und ich eilends zu einem anderen Studentenwohnheim, wo ebenfalls gefeiert wurde. Vom dritten Stock aus betrachtete ich die Band im Patio, bemerkte einen Feuerwehrschlauch für Notfälle und bat den Mann neben mir, ihn mir zu reichen. Dann streckte ich den Schlauch aus dem Fenster und sagte, er solle ihn anstellen. Ich erwischte die Band aus vollem Rohr. Das Schlagzeug flog glatt auseinander. Ein paar breitschultrige Kerle, vermutlich Footballspieler, kamen wütend hoch und zerrten mich nach unten. Unterwegs sah ich das Wasser durch die Decke sickern. Ich hatte Handschellen um, aber ich brachte die Polizisten derart zum Lachen, dass ich sie überzeugen konnte, dass wir wirklich nur Quatsch gemacht und niemanden ernstlich verletzt hätten, und sie uns schließlich laufen ließen. Auf der Flucht vor der wütenden Menge warf man meinen Freund und mich aus einem weiteren Wohnheim, wir entkamen gerade noch aus einer heruntergekommenen Absteige und wurden auf dem Heimweg schließlich zweimal wegen Verdachts auf Alkohol am Steuer angehalten. Jedes Mal erzählte ich der Polizei eine lustige Geschichte, und am Ende waren wir gegen sechs Uhr morgens zu Hause – mein Freund kam gerade rechtzeitig zur nächsten 24-Stunden-Schicht in der Notaufnahme, während bei mir um acht Uhr ein Laborexperiment starten sollte.

Weit jenseits der Pubertät führte ich mich also noch wie ein Jungspund auf. Wobei selbst ein paar Einbrüche oder Autodiebstähle aus Jux und Tollerei damals kein Beinbruch waren, heute kaum noch vorstellbar. Dank meiner Fähigkeit, Lehrer und Polizisten zum Lachen zu bringen, geriet ich nie ernsthaft in Schwierigkeiten. Gegen Ende schoss ich mit meinen Streichen häufig weit übers Ziel hinaus, was für jemanden, der eine Karriere als hochkarätiger Wissenschaftler im medizinischen Umfeld anstrebt, sicher kein Ruhmesblatt ist. Ich setzte alles aufs Spiel, aber es war auch eine tolle Zeit!

Jugendliche machen Dummheiten, besonders wenn sie unter ihresgleichen sind und größere Mengen Alkohol und Drogen ins Spiel kommen. Ich will nicht behaupten, dass die zuvor beschriebenen Eskapaden auf einen Dämon in mir hindeuteten, der es darauf abgesehen hätte, eine Spur der Verwüstung zu hinterlassen. Nachdem ich jedoch ein eher ruhiges, gutmütiges Kind gewesen war, war die unbekümmerte und mitunter durchaus zerstörerische Ader, die während meiner Collegezeit zum Vorschein kam, durchaus bemerkenswert.

Parallel zu diesen Ausbrüchen entwickelte sich auch meine Einstellung zur Gesellschaft insgesamt zu einer Laissez-faire-Haltung. Im beschützten Umfeld einer kleinen katholischen Schule in Vermont bekamen viele von uns von den sozialen und politischen Entwicklungen anderswo wenig mit. Auf derart ferne Konflikte reagierten wir allenfalls, indem wir uns als Gegner des Vietnamkriegs bekannten und die breite Auswahl an sozialen Problemen und Ungleichheiten flüchtig nickend anerkannten, von denen wir mehrheitlich zu wenig begriffen. Zumal die vielen Partys und Hausaufgaben so viel Ablenkung boten, dass wir uns kaum engagieren mochten. An der High School und in den ersten beiden Jahren am College war ich humanitär deutlich empfindsamer gewesen, aber das ging ab dem 20. Lebensjahr zurück.

Das Abflauen meines sozialen Bewusstseins und meiner Empathie lag nicht am College. Das Saint Michael's vertrat liberale Grundsätze aus der Zeit der französischen Aufklärung, die weit über das Klassenzimmer hinausreichten. Die unterrichtenden Priester waren nicht nur gute Lehrer, sondern auch sozial engagiert. Mehrfach verschwanden sie von heute auf morgen, um bei wichtigen gesellschaftspolitischen Fragen Flagge zu zeigen – Bürgerrechte, Vietnam und so weiter. Stattdessen schien in meiner Psyche etwas aufzureißen, eine neue Dimension in meiner Wahrnehmung, die am College begann. Mein Verhalten deutete dabei auf eine reale und möglicherweise dauerhafte Veränderung meines Denkens und Benehmens hin. Und jenseits dieses Risses – auf der anderen Seite der Tür – tobte eine permanente, fast manische Party, deren Reiz bis heute anhält.

Im zweiten Jahr am College nahm ich an einem Philosophiekurs teil. Der leitende Priester bemerkte an mir einen wachsenden Charakterzug, der ihm nicht gefiel. Er fing nicht mit dem Unterricht an, ehe ich aufgetaucht war und mich gesetzt hatte. Eines Tages wartete er tatsächlich so lange, bis einer meiner Mitstudenten in mein Zimmer rannte und mich aus dem Bett holte. Die anderen hatten ihm erzählt, dass man mir außersinnliche Fähigkeiten zuschrieb.

Ich habe nie ernsthaft daran geglaubt, erzählte anderen aber gern, was sie dachten, oder sagte Dinge voraus. Vermutlich hatte ich nur subtile Reaktionen wahrgenommen, aber die anderen machte das ganz verrückt. Als Kind hatte ich mal bei meinem Freund im Garten so getan, als säße ich im Himmel. Ich benannte einen Freund seines Vaters und sagte, er sei in seinem Jaguar XKE auf der 9E unterwegs nach Lake Placid, käme in einer Kurve von der Straße ab, prallte gegen einen Baum und stürbe. Eine Weile später trat genau dieses Ereignis ein. Der Vater meines Freundes hörte davon und verbot mir den Umgang mit seinem Sohn. Manche Leute meinen, ich hätte eine besondere Gabe; ich hingegen glaube, wer viel redet, liegt hin und wieder eben auch mal richtig. Am College sagten einige Freunde auch, ich könnte andere besonders gut durchschauen. Das jagte manchen Leuten Angst ein, obwohl sie wussten, dass ich sie nicht angreifen wollte. Es machte ihnen einfach zu schaffen. Ich habe mich nie bewusst als hartgesottenen Typen präsentiert, aber ich hatte etwas an mir, das andere irritierte. Der Priester begann schließlich, mich während des Unterrichts als »böse« zu bezeichnen. Aus meiner

Sicht war das lachhaft, da ich bis zu diesem Zeitpunkt noch nichts angestellt hatte, was ich als unmoralisch oder unethisch betrachtet hätte. Ich fand meine Persönlichkeit und meinen Charakter absolut in Ordnung. Andere sagten, etwas in mir hätte sich verändert, und zwar auf ungute Weise, doch für mich waren solche Bemerkungen völliger Unsinn.

In den späteren Collegejahren konzentrierte ich mich mehr und mehr auf die Naturwissenschaften, insbesondere Biologie und Chemie. Bald glaubte ich fester denn je zuvor daran, dass unser Verhalten von Körperchemie, Elektrizität und möglicherweise noch den Genen gesteuert wird. Wer die genetischen Prozesse beeinflussen konnte, wäre in der Lage, das Gehirn und den Verstand zu kontrollieren. Als 1968 der Film *Charly* herauskam, der auf dem Roman *Blumen für Algernon* von Daniel Keyes basierte, studierte ich bereits seit drei Jahren Biologie. Dieser Film unterstrich die biochemischen Grundlagen des Verhaltens und beeindruckte mich zu einem Zeitpunkt, als ich für solche Ideen sehr empfänglich war. So begann meine Laufbahn als mechanistischer, reduktionistischer Wissenschaftler, der von der Allmacht der Gene überzeugt war. Der Glaube an den Rest – den freien Willen und Gott – ging damals verloren.

Etwa zur gleichen Zeit trat ich, der einstige Katholik des Jahres, aus der katholischen Kirche aus. Ich ging zu einem meiner Lehrer, Pater Stapleton, erzählte ihm von meinen Zweifeln und bat ihn um eine förmliche letzte Beichte. Er lachte: »Normalerweise unterstützen wir einen Kirchenaustritt nicht«, war aber dennoch einverstanden. Ich hatte immer noch gute Manieren und war in der Bibel gut bewandert, denn ich hatte die Lehren von Christus, Thomas von Aquin und Augustinus gründlich verinnerlicht. Stapleton meinte: »Du brauchst die Kirche nicht mehr, und mit deiner Neigung zu Zwangsvorstellungen macht sie dich nur verrückt.« Damit fiel eine schwere Last von mir ab, und ich fühlte mich leicht und frei. Es war, als ob in meinem Gehirn ein Schalter umgelegt worden wäre. Urplötzlich war ich voll positiver, aber auch aggressiver Energie und platzte beinahe vor Selbstbewusstsein (das durchaus übertrieben gewesen sein mag).

Meine Überzeugung, dass wir nicht geschaffen, sondern geboren werden, prägte auch meine politischen Ansichten. Nachdem ich vor dem College halb meiner konservativen Mutter, halb meinen liberalen Tanten zugestimmt hatte (mein Vater blieb neutral), reagierte ich nun zunehmend verstimmt auf die Ansichten der Rechten wie der Linken, dass wir von Erziehung und Umfeld geformt werden. Die Konservativen leiteten daraus die Unterstützung der heterosexellen Kernfamilie ab, während die Linken davon überzeugt waren, dass die Gesellschaft sich um ihre Bürger kümmern sollte. 1969 wurde ich Libertarier.

Die Möglichkeiten, die mir die Neurowissenschaften eröffneten, in denen es um harte Fakten ging, beflügelten mich. Ich wollte erforschen, wie das Gehirn entscheidet, wer wir sind. Die psychologische Forschung, die mich anfangs ebenfalls noch interessiert hatte, schien die Frage, was uns zum Menschen macht, nicht ausreichend klären zu können. Nach ein paar ungeschickten ersten Schritten im Unterrichten während meines Abschlussjahrs unterrichtete ich zunächst an einer katholischen Mädchenschule in Albany und konnte mich dann für ein Graduiertenprogramm für physiologische Psychologie und Psychophysik am Rensselaer Polytechnic Institute in Troy einschreiben. Es folgte eine Doktorandenstelle für Anatomie und Physiologie in Chicago, an der Medizinischen Hochschule der Universität Illinois, wo ich – im Nachhinein wie eine Ironie des Schicksals – den orbitalen Kortex, den Temporallappen und zugehörige Systeme des Primatengehirns untersuchte, also die Bereiche, die ich später im Gehirn bestimmter Mörder als geschädigt erkannte. Dies wiederum verschaffte mir eine ausgezeichnete Ausgangsposition für eine befristete Postdoktorandenstelle an der Universität Kalifornien in San Diego, ehe ich eine Dauerstellung an der Universität Kalifornien in Irvine ergattern konnte, wo ich bis heute erfolgreich und zufrieden als Professor tätig bin. Insgesamt erfreute ich mich also seit meiner Collegezeit eines wunderbar glatten, unglaublich erfüllenden beruflichen Werdegangs.

Zumindest 35 Jahre lang.

# 3 Das Gehirn eines Mörders

Dank meiner Kindheitserfahrungen auf einer Farm im Staat New York, wo ich mithelfen, durch den Wald streunen und das Leben in den Tümpeln und Bächen erforschen konnte, war meine Begeisterung für die Wissenschaft schon früh geweckt. Eltern und Großeltern, ganz besonders aber meine Tante Flo, eine Krankenschwester, die an der Columbia Universität studiert hatte, förderten mein Interesse an der Welt der Insekten, Frösche und allem, was kreucht und fleucht. Einmal fragte ich sie, wann ihr das zum ersten Mal aufgefallen wäre, und sie meinte, ich sei damals erst neun Monate alt gewesen. Sie hätte mich in der Küche im Waschbecken gebadet, und als sie aus dem großen Porzellanbecken das Wasser abließ, hätte ich mit großen, staunenden Augen den Strudel des ablaufenden Wassers beobachtet. In diesem Moment sei ich zum Wissenschaftler geworden.

Anlässlich unseres Umzugs von Cohoes nach Loudonville schenkte mir Tante Flo 1956 ein Büchlein über Mikrobiologie aus ihrem Krankenschwesterkurs an der Columbia. Etwa zur gleichen Zeit erhielt ich von meinem Vater ein altes, aber hochwertiges Mikroskop aus den 30er Jahren von Bausch & Lomb. Damals war ich in der vierten Klasse.

Eigenartigerweise begann damals mit der zunehmenden Faszination an Wissenschaft und Natur auch meine wachsende Besessenheit in Bezug auf die Religion. Ich dachte über die Unendlichkeit nach und über das Leben nach dem Tod. Wie auch immer diese Gedanken zustande kamen: Die Mischung aus Ehrfurcht und die Angst, die daraus erwuchs, war ebenso spannend wie erschreckend und führte dazu, dass ich mich mein Leben lang bemühte, die grundlegenden Zusammenhänge zwischen Herz, Geist und Seele des Menschen zu verstehen.

Die ersten zwanzig Jahre meiner Laufbahn stand die neurowissenschaftliche Grundlagenforschung im Mittelpunkt meiner Arbeit. Außerdem unterwies ich Medizinstudenten und Doktoranden in allgemeiner Anatomie und Mikroanatomie, um ihnen die Strukturen und Funktionen des Körpers nahezubringen. In den 90ern übernahm ich immer mehr Lehrverpflichtungen im Bereich Humane Neurowissenschaft, die sich an Studenten, Absolventen und Neurologen und Psychiater in der Facharztausbildung richteten. Damit wuchs in mir der Wunsch, selbst mehr über die normale und anomale Hirnbiologie in Erfahrung zu bringen. Je mehr ich über das menschliche Gehirn – im Gegensatz zur Neuroanatomie des tierischen Gehirns – wusste, desto häufiger baten mich Kollegen aus der Psychiatrie und aus der kognitiven Verhaltenswissenschaft um Rat, wenn sie bei klinischen Studien für Pharmaunternehmen die Gehirnaufnahmen ihrer Patienten beurteilen sollten. So erwarb ich einen Ruf als Spezialist für das gesamte Gehirn und Nervensystem, und diese mangelnde Spezialisierung entsprach meinem Kindheitstraum eines Renaissance-Genies wie Leonardo da Vinci. Letztlich wurde ich nicht Experte für etwas Bestimmtes, sondern anerkannter Nicht-Experte.

1995 rief mich dann Anthony an, ein Kollege aus der Psychiatrie. Er sagte: »Hey, Jim, ich habe da einen Job für dich. Ich berate da eine Anwaltskanzlei, deren Mandant ein paar Leute umgebracht hat. Wir haben einen Scan gemacht, um zu schauen, ob mit seinem Gehirn etwas nicht stimmt. Könntest du mal einen Blick darauf werfen und uns sagen, was dir auffällt?« Ich war einverstanden und erhielt die entsprechende PET-Aufnahme.

In der Radiologie werden über Aufnahmen mit Positronen-Emissions-Tomographie die Körperfunktionen von bestimmten Organen und Gewebe bis auf Sandkorngröße dargestellt. Diese Technik eignet sich insbesondere für die Untersuchung von Organen wie dem Gehirn, die in Knochen eingebettet sind. Eine PET-Aufnahme gilt eher als funktionelle Darstellung denn als rein struktureller Scan, weil sie die Hirnaktivität misst. Dafür werden dem Patienten radioaktive Moleküle injiziert, die auf spezifische Weise mit dem Gehirn interagieren. Das kann beispielsweise eine Zuckerlösung sein, anhand derer der Gehirnstoffwechsel gemessen wird, oder aber bestimmte Substanzen, welche sich an Rezeptoren für verschiedene Neurotransmitter binden, sodass man die Verteilung dieser Rezeptoren messen kann.

Bei der hier verwendeten Methode nutzten die Ärzte damals das radioaktive Fluor-18-Isotop, das an eine Glukoseform gebunden war, die von aktiven Gehirnzellen aufgenommen wird. Das Isotop verbleibt in den Zellen und gibt dort etwa eine Stunde lang Positronen ab, eine bestimmte Art Strahlung. Die Glukose wird intravenös in den Arm verabreicht; danach schiebt man den Probanden in den PET-Scanner, bis der Kopf rundum von Detektoren umgeben ist. Die Dauer der Aufnahme richtet sich nach der Halbwertzeit des verwendeten Isotops. Bei Fluor-18 beträgt diese Zeitspanne dreißig Minuten, so dass das daraus errechnete Bild die Hirnaktivität in diesen dreißig Minuten darstellt. Während dieser Zeit setzt das Fluor-18 Positronen frei, die sofort mit Elektronen kollidieren. Dabei wird Energie freigesetzt, die von den ringförmig um den Kopf angeordneten Detektoren registriert wird. Die geräteeigene Software lokalisiert die Quelle all dieser Kollisionen und errechnet daraus eine dreidimensionale Darstellung des gesamten Gehirns. Je nach Dichte der Kollisionen werden unterschiedliche Farben verwendet, welche die Nutzung der Glukose und somit die Hirnaktivität anzeigen. Je dunkler ein Gebiet, desto intensiver arbeitet die jeweilige Hirnregion.

Ich betrachtete also die Aufnahme und bemerkte eine – im Vergleich zu einem gesunden Gehirn – verringerte Aktivität im orbitalen Kortex und im Bereich um die Amygdala herum. Im gesunden Gehirn hemmt dieser Bereich die Impulsivität, trägt also zur Verhaltenssteuerung bei. Ist er abgestellt, so reagiert die Person impulsiv. Das teilte ich meinem Kollegen mit. Die Anwälte erklärten dem Richter daraufhin, dass ihr Mandant sein Verhalten aus biologischen Gründen nicht im Griff hätte, woraufhin er nicht zum Tode verurteilt wurde, sondern zu lebenslänglicher Haft. Anthony erzählte anderen davon, sodass ich weitere Anfragen dieser Art erhielt und im Laufe der nächsten zehn Jahre das Gehirn von über fünfzehn psychopathischen Mördern begutachtete, darunter vielen sehr bekannten. Einzelheiten kann ich aus juristischen Gründen nicht preisgeben, doch ihre Taten zeigten, dass es sich dabei jeweils nicht nur um impulsive Menschen handelte, sondern um solche, die bei ihren Taten methodisch vorgingen.

Heute werde ich gefragt, warum ich damals nicht alles andere beiseitegeschoben und mich ganz auf die Erforschung der Psychopathie konzentriert hätte, doch ich hatte schlichtweg jede Menge anderes zu tun. In den 90ern kam es zu immer mehr Gemeinschaftsprojekten mit meinen klinischen Kollegen, die ab dem Jahr 2000 – zusammen mit meinen Studien an den Stammzellen Erwachsener – meine Forschungstätigkeit dominierten. Dank dieses aktiven Interesses an psychiatrischen Studien wechselte ich zur Fakultät für Psychologie und Humanverhalten. Auf der Basis jener Studien aus den 90er Jahren hielt ich immer mehr Vorträge zu Persönlichkeit, Entwicklung, Schizophrenie, Unterschieden zwischen dem männlichen und dem weiblichen Gehirn, dem emotionalen Gedächtnis und dem Bewusstsein, anfangs vor Wissenschaftlern, doch später zunehmend in der Öffentlichkeit und auch vor Laienpublikum. Bis 1998 sprach ich mal über Stammzellen, mal über psychiatrische Forschung. Im Jahr 2000 gelang unserer Abteilung eine bahnbrechende Entdeckung zur Reparatur von Hirnschäden durch eine Mobilisierung erwachsener Stammzellen. Diese Studie legte die nationale Gesundheitsbehörde NIH dem amerikanischen Kongress vor, denn es war der erste Beweis, dass sich in einem geschädigten Erwachsenengehirn nicht nur embryonale Stammzellen, sondern auch erwachsene Stammzellen aktivieren ließen. Vielleicht könnte man auf diese Weise Patienten helfen, die unter der Parkinson-Krankheit, den Folgen eines Schlaganfalls oder sonstigen neurodegenerativen Problemen litten. Die Arbeit rund um diese Entdeckung beanspruchte ab 2001 sechs Jahre lang einen Großteil meiner Energie und Konzentration. In dieser Zeit erhielt unser Labor dreimal substanzielle Fördermittel, einmal zur Untersuchung der Tabakabhängigkeit und zweimal zur Entwicklung von Computersystemen für die medizinische Bildgebung. Nebenher gründete ich mit NeuroRepair ein BioTech-Unternehmen. Vor der Entdeckung meiner eigenen anomalen Hirnaufnahme und deren möglicher Bedeutung dachte ich somit nur selten über Psychopathen nach.

2005 nahm der Psychiater David Amen mit mir Kontakt auf. Er nutzte Gehirnaufnahmen, um psychiatrische Störungen wie die Aufmerksamkeitsdefizitstörung mit Hyperaktivität (ADHS), die posttraumatische Belastungsstörung (PTSD) und die Alzheimer-Krankheit zu untersuchen, und wurde seit langem als Gutachter zu Rate gezogen. So hatten sich bei ihm fünfzig Bilder angesammelt, welche die Gehirne von impulsiven psychopathischen Mördern darstellten, und nun fragte er sich, ob ich darin ein gemeinsames Muster erkennen würde. Ich bat ihn, mir die Bilder zuzusenden, aber alle Namen und Stichworte zu entfernen und zusätzlich Aufnahmen von Gesunden, aber auch von Leuten mit Schizophrenie oder Depressionen dazwischen zu mischen.

Ich führte zunächst eine Blindanalyse durch, in der Wissenschaft ein gängiges Vorgehen, insbesondere wenn die offenkundigen Datenmuster leicht von Vorwissen und thematischer Voreingenommenheit beeinflussbar wären. Als ich also alle Aufnahmen durchging, konnte ich die Grundmuster der aktiven Schaltkreise verschiedenen Gruppen zuordnen, darunter zwei unterschiedlichen Mördergruppen. Erst nach der Entblindung, bei der die Codierung aufgelöst wird, wusste ich, wer in welcher Gruppe war. Diese Information war in der Tat faszinierend.

Was ich in diesen Scans entdeckte und weshalb dies so wichtig war, kann man nur mit einem gewissen Grundwissen über das menschliche Gehirn nachvollziehen. Selbst für erfahrene Neurowissenschaftler ist unser Gehirn ein unglaublich komplex organisiertes Organ. Der Forscher Floyd Bloom bezeichnete es einst als »elektrifizierten Wackelpudding«, und junge Medizinstudenten wären da vermutlich ganz seiner Meinung.

Manche Neuroanatomen bevorzugen es, das Gehirn in möglichst wenig große Bereiche einzuteilen, andere zerlegen es lieber in tausend Einzelteile, die alle einen eigenen lateinischen oder griechischen Namen erhalten. Noch komplizierter wird es, wenn diese Bezeichnungen mit dem Namen des Wissenschaftlers versehen werden, der den betreffenden Bereich erstmals beschrieben hat. So kommt es zu Benennungen wie »Zuckerkandls-Organ« oder »Nucleus reticularis tegmenti pontis (Bechterew)«, einer der Gründe, weshalb Medizinstudenten vor der Einführung in die Neurowissenschaft solch großen Respekt haben.

Wenn diese Areale, ihre Verbindungen, ihre Chemie und ihre Schaltkreise gemeinsam auf adaptives Verhalten untersucht werden – zum Beispiel bei Säuglingen, die angesichts eines Fremden ängstlich reagieren –, wird ein Neuling von der Komplexität des Gehirns leicht überwältigt. Die Darstellung der erforderlichen Verbindungen im Gehirn kann in der klinischen Wissenschaft dazu führen, dass man das Gefühl hat, erst einmal einen Drink zu brauchen. Als Beispiel sehen Sie auf Abbildung 3A die »vereinfachte« Darstellung der Schaltkreise im Gehirn, die an einer Depression beteiligt sind. Lassen Sie sich davon nicht einschüchtern. Selbst Neurowissenschaftler hassen derartige Diagramme, doch angesichts der extremen Komplexität des Gehirns müssen wir uns gelegentlich mit ziemlich abstrakten Jackson Pollock-Gebilden auseinandersetzen.

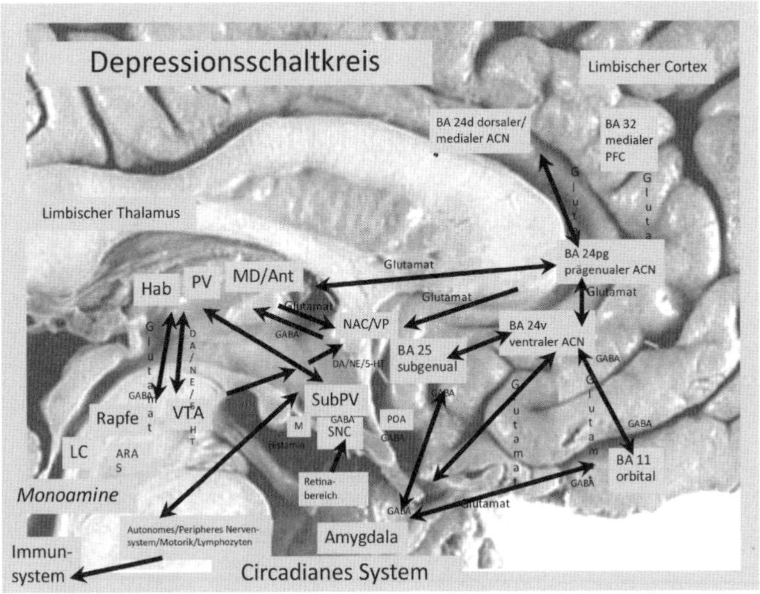


**Abbildung 3A:** *Depressionsschaltkreis*

Die meisten Neurowissenschaftler hingegen fallen irgendwo dazwischen und unterteilen das Gehirn in nur einige hundert Bereiche. Ich gehöre zu denen, die es sehr genau nehmen, und sehe das Gehirn am liebsten als Puzzle aus mehreren tausend Einzelteilen. Der Einfachheit halber stelle ich es beim Unterrichten oder auch für einen Artikel meist als eine Art Zauberwürfel von jeweils drei Kästchen Kantenlänge dar. Dieses 27-teilige Gehirn ist eine Vereinfachung, die ich gerade noch mitmache, ohne schlaflose Nächte zu verbringen, weil ich

Einsteins erstes Gesetz zur Einfachheit in der Wissenschaft verletzen würde: »Alles sollte so einfach wie möglich gemacht werden, aber nicht einfacher.«

Dass wir eine linke und eine rechte Gehirnhälfte (Linkshirn und Rechtshirn) haben, ist inzwischen Allgemeinwissen. Diese Vorstellung ist jedoch leider in mehrfacher Hinsicht unzureichend. Auf der nachstehenden Abbildung finden Sie drei Darstellungen des Gehirns, oben links eine seitliche Ansicht, darunter eine Aufsicht von oben herab und schließlich auf der rechten Seite einen senkrechten Schnitt durch die Mitte. Dieser Bereich zwischen der linken und der rechten Gehirnhälfte wird auch als das limbische System oder limbischer Lappen bezeichnet, was sich aus dem lateinischen Wort *limbus* (Rand) ableitet. In diesem alten Teil des Cortex finden

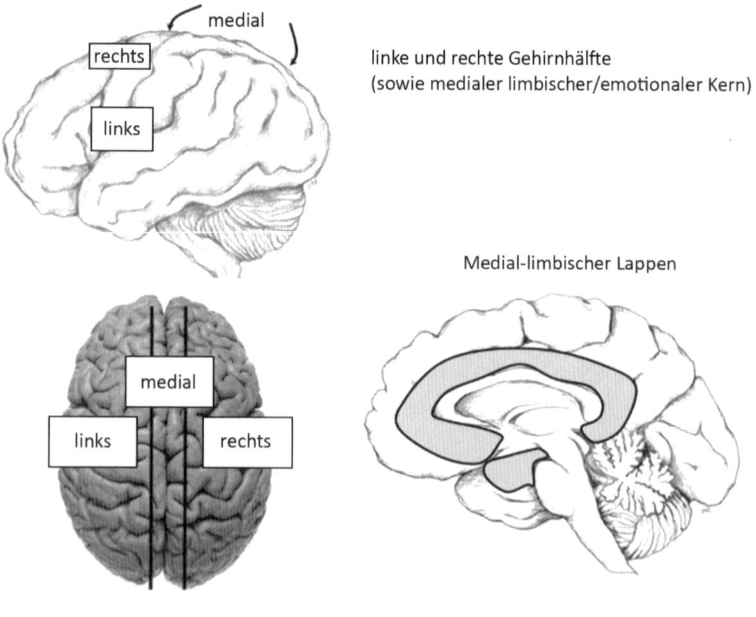


**Abbildung 3B:** *Die Gehirnhälften*

Prozesse statt, die mit Emotionen, Aufmerksamkeit und Gedächtnis zusammenhängen, wobei zwischen kognitiven und emotionalen Zuständen hin und her geschaltet wird, wodurch man beispielsweise merkt, dass jemand einem ein Stück Schokolade geklaut hat, während man gerade nicht hinsah.

Der nächste Schnitt durch den Gehirnwürfel verläuft von vorne (anterior) nach hinten (posterior). Ganz hinten in der Großhirnrinde (Cortex) sind das visuelle System sowie Bereiche des Assoziationskortex angesiedelt, deren Funktionen über das rein sensorische Sehen, Tasten oder Hören hinausgehen, indem sie kognitive Aufgaben wie beispielsweise die räumliche Verarbeitung übernehmen. Die Außenwelt – oben, unten, links, rechts, nah, fern – ist posterior im oberen Teil kartiert, dem Cortex parietalis superior. Wenn dieser Bereich des Gehirns einseitig geschädigt ist, ignoriert ein Mensch die andere Hälfte seiner Sinneswahrnehmungen und registriert beispielsweise nur die Zahlen auf der linken Seite eines Ziffernblatts, nicht jedoch die auf der rechten Seite. Legt man ihm einen leeren Kreis vor, so wird er alle Ziffern von 1 bis 12 eintragen – aber alle auf nur einer Hälfte. Bei einer Schädigung der Gehirnhälfte, welche die nicht dominante Hand steuert – bei einem Rechtshänder wäre das der rechte obere Teil der parietalen Großhirnrinde, weil jede Gehirnhälfte die jeweils gegenüberliegende Körperseite steuert) – geht die »Agnosie« noch einen Schritt weiter. Solche Patienten können das gegenüberliegende Bein zwar bewegen und auch spüren, wenn man sie dort kneift, aber sie bitten im Krankenhaus vielleicht darum, dass man dieses Bein aus ihrem Bett entfernt, weil es nicht zum eigenen Körper gehört. Von der Empfindung her ist es das Bein eines anderen.

Auch Sprachverständnis und konzeptuelle Sprachproduktion sind hier angesiedelt. In der dominanten Hemisphäre (bei Rechtshändern der linken Gehirnhälfte) befähigt uns diese, Sprachfunktion, Syntax und Grammatik zu erfassen, wohingegen in der nicht dominanten Hemisphäre das Verständnis für Sprachklang und -rhythmus sowie der Humor verankert sind. Die Funktion der dominanten Hemisphäre ist offenbar stärker genetisch bestimmt, wohingegen die der nicht dominanten Hemisphäre stärker von der Umwelt geformt zu sein scheint. Das bedeutet, dass wir Akzent, Tonfall und Dialekt von Familie und Freunden übernehmen, während die grundlegende Fähigkeit zum Erwerb von Grammatik und Satzbau stärker auf genetische Veranlagung zurückgeht. Um die Pubertät herum scheinen sich Rhythmus und Klang beim Sprechen zu verfestigen, doch das Ausmaß und die Sprachbegabung sind individuell sehr unterschiedlich. Henry Kissinger und sein jüngerer Bruder Walter, die 1938 vor den Nationalsozialisten aus Deutschland flohen, waren zu diesem Zeitpunkt sechzehn und vierzehn Jahre alt. Der ältere Bruder, Henry, behielt lebenslang einen ausgeprägten fränkischen Akzent, während Walter wie ein echter Amerikaner klang.

Im mittleren Bereich der Gehirnhälfte sind die somatischen und motorischen Areale angesiedelt, welche im hinteren Teil dieses Mittelstücks die Hautempfindungen kartieren. Außerdem finden wir hier die »Karten« der Areale zur Muskelsteuerung. Unmittelbar vor diesem motorischen Cortex liegt der prämotorische Cortex, der an der Planung motorischer Bewegungen beteiligt ist. Hier lernen wir beispielsweise, nach welchen Regeln man einen Golfschläger schwingt oder Klavier spielt. Die beiden Teile der Großhirnrinde, die mit der Motorik zusammenhängen, ziehen sich wie ein Kopfhörer quer über beide Gehirnhälften.

Der vordere (anteriore) Teil ist der präfrontale Cortex, der für die so genannten exekutiven Funktionen des Gehirns verantwortlich ist: Regelkenntnis, Planungsfähigkeit und Kurzzeitgedächtnis. Solche Erinnerungen sind wie Notizzettel, die nach einigen Sekunden verblassen. Sie helfen uns, Telefonnummern gerade so lange im Kopf zu behalten, dass wir sie wählen können, oder sie verraten uns, wo wir beispielsweise beim Essen das Glas abstellen können, ohne hinzusehen. Der präfrontale Cortex ist die wichtigste Hirnregion für die Persönlichkeits- und Charakterbildung, aber auch für Impulssteuerung, Suchtverhalten und antisoziales Verhalten.

Im präfrontalen Cortex ist nicht nur unser Wille verankert, sondern hier sitzen auch zahllose Funktionen, die wir bei Primaten – und besonders beim Menschen – als besonders hoch entwickelt einstufen. Hierzu gehört das so genannte »Zukunftsgedächtnis«, mit dem wir uns vorstellen, wie wir uns an eine bisher nicht eingetretene Situation oder Handlung erinnern. Das ist vergleichbar mit dem angenehmen Gefühl eines guten Schachspielers, der weiß, dass er seinen Gegner nach den nächsten fünf Zügen besiegt haben wird. Das Wissen über diese vorgestellte Zukunft sitzt in einem Schaltkreis in der Mitte des präfrontalen Cortex.

Ich vermute, dass die entsprechende menschliche Fähigkeit teilweise auf einer Mutation des Gens für die Catechol-O-Methyltransferase (COMT) beruht. Dieses Enzym sorgt bei seiner Freisetzung für den Abbau von Dopamin im Frontallappen. Es gibt zwei mögliche Versionen dieser Mutation, die zusammengenommen als Valin-Methionin-Polymorphismus bezeichnet werden. Die Methioninversion des Gens bewirkt die Produktion eines COMT-Enzyms mit niedrigerem Schmelzpunkt, wohingegen die Valinversion ein COMT-Enzym mit höherem Schmelzpunkt codiert. Bei Menschen mit der Methioninversion wird COMT bei normaler Gehirntemperatur daher schneller inaktiv. Dadurch kann das Dopamin länger im Bereich der Synapsen verharren und dort neuronale Funktionen anstoßen, weil das Enzym zum Abbau des Neurotransmitters fehlt. Das ständige Vorliegen von Dopamin verstärkt die Aktivität des Frontallappens einschließlich dessen Fähigkeiten zur Entwicklung und Prüfung von Ideen. Dank dieser und anderer Mutationen, welche die Neurotransmitter beeinflussen und schon vor Jahrmillionen stattfanden, konnten unsere frühen Vorfahren vorausschauend planen und sich für künftige Ereignisse wie Krieg und Hunger rüsten. Und weil sie solche Dinge kommen sahen, haben sie Gegenmaßnahmen wie Waffen und Ackerbau erfunden. Darüber hinaus gestattet uns das Zukunftsgedächtnis auch ein bewusstes Zeitempfinden und trägt dazu bei, Glaubensvorstellungen wie Religion, das Leben nach dem Tod oder Vorstellungen von der Ewigkeit zu erklären.

Die Gehirnhälften in meinem 27-teiligen Zauberwürfel lassen sich auch in ein oberes, mittleres und unteres Drittel (oder eher die dorsale, intermediale und ventrale Verarbeitungsbahn) unterteilen.

Die obere (dorsale) Bahn liegt unmittelbar unter der Stelle, an der ein Cowboyhut aufsitzt. Die Hirnforscherin Leslie Ungerleider prägte für diese Bahn, die in erster Linie registriert, »wo« Dinge in unsere Umgebung sind und inwiefern sie sich bewegen, den Begriff »dorsaler Verarbeitungsstrom«. Die untere (ventrale) Bahn stellt fest, »was« sich um uns herum befindet, und zwar vornehmlich über das visuelle System. Die intermediale Bahn findet heraus, »wann« etwas geschieht, hängt aber auch eng mit der Sprache und dem Spiegelneuronensystem zusammen (mehr dazu in Kapitel 7).

Der dorsale Teil des präfrontalen Cortex und die entsprechenden subcorticalen Verbindungsareale werden mit der »kalten Kognition« in Verbindung gebracht, der emotionslosen Verarbeitung von Gedanken, Vorstellungen, kurzzeitigen oder exekutiven Erinnerungen, Plänen und Regelerstellung. Hierzu gehört sowohl die Erzeugung derartiger Gedanken, als auch die Unterdrückung anderer Gedanken. Beides beruht auf den im jeweiligen Kontext erstellten Regeln für Erfolg oder Misserfolg. Das Leben ist voller Regeln und Zufälle, ob beim Mensch-ärgere-dich-nicht, beim Golf oder im Geschäftsleben, und der dorsale präfrontale Cortex sagt uns, wann es sinnvoll ist, einem Drang nachzugeben – eine Figur ziehen, den Ball schlagen oder eine Aktie kaufen –, und wann nicht. Der untere (ventrale) Anteil des präfrontalen Cortex, der sich weitgehend aus dem orbitalen Cortex und dem ventromedialen präfrontalen Cortex zusammensetzt, ist an ähnlichen Funktionen beteiligt, beschäftigt sich jedoch eher mit dem Zulassen oder Nichtzulassen von »heißer Kognition« – dem emotionalen Gedächtnis und unseren sozial, ethisch und moralisch programmierten Verhaltensweisen. Jemand mit einem ausgeprägten dorsalen präfrontalen System wäre somit sehr gut darin, Dinge zu planen und umzusetzen, während jemand mit einem sehr gut funktionierenden ventralen präfrontalen System impulsive und unangemessene zwischenmenschliche und soziale Verhaltensweisen besonders gut steuern könnte. Umgekehrt führt eine mangelhafte Funktionsweise dieser Systeme nicht nur zu fehlendem Verständnis für solche hochentwickelten Verhaltensweisen, sondern auch zu einer Unfähigkeit, sie je nach Situation sozial angemessen zu kontrollieren.

Wer mit anderen in Kontakt tritt, sollte rational verstehen, was andere Menschen vermutlich denken und wie eine passende Reaktion aussehen könnte (kalte Kognition), und zugleich empathisch wahrnehmen, welche Gefühle und Grundhaltungen der andere vermittelt, sich also in den anderen hineinversetzen (heiße Kognition). Wenn beispielsweise das heiße System im orbitalen Cortex geschädigt ist, kann man vielleicht nicht einschätzen, was andere denken, hat aber größte Schwierigkeiten, die eigenen Gefühle auszudrücken. Möglicherweise besteht dann eine Zweiteilung zwischen der Empathie – einer grundlegenden Verbindung zu den Schmerzen anderer, die schon sehr früh im Leben entsteht –, und der »Theory of Mind« (ToM), einem komplexeren medialen präfrontalen System, mit dessen Hilfe wir die Gedanken und Überzeugungen anderer selbst dann noch berücksichtigen können, wenn sie von unseren eigenen abweichen. Bei Menschen mit Autismus mangelt es an Theory of Mind, nicht jedoch an Empathie, wohingegen Menschen mit Psychopathie zu wenig Empathie haben, aber durchaus über eine Theory of Mind verfügen. Ohne Empathie kann man immer noch Sympathie besitzen, hier definiert als die Fähigkeit, auf emotionale Erinnerungen zuzugreifen, einschließlich der Möglichkeit, ein schmerzliches Ereignis vorherzusehen, das einem anderen bevorsteht, und des Willens, dieser Person zu helfen.

Diese Schaltkreise im Gehirn reifen zu unterschiedlichen Zeitpunkten der Entwicklung, und obwohl im Trotzalter, in der Pubertät, gegen Ende der Adoleszenz und in den Jahren zwischen zwanzig und dreißig und Mitte dreißig wichtige Reifungsprozesse stattfinden, werden manche erst mit über sechzig vollständig integriert, ein Alter, in dem Menschen in vieler Hinsicht normalerweise den Gipfel ihres Einsichtsvermögens, ihrer Kognition und ihres Verständnisses für viele Lebensbereiche erreichen.

Der mittlere Würfel in unserem Gehirnmodell besteht aus den subcorticalen Strukturen tief im Inneren der Hirnrinde. Hierzu zählen die Basalganglien, der Thalamus und der Hirnstamm. Die Basalganglien sind eine wichtige Region für das Verständnis dafür, wie Kognition und Emotion interagieren, um ein Verhalten zu ermöglichen oder aber abzustellen. Hier besteht ein Yin-Yang-Bereich in einem dynamischen Gleichgewicht, wo Dopamin und Endorphin eine gegenteilige Wirkung auf die angrenzenden Neuronen entfalten und wo Motivation, Antrieb, Hedonismus, Sucht, sensorisch-motorische Aktivität und die verschiedensten faszinierenden Verhaltensweisen in Schwung kommen.

Durch die Basalganglien verlaufen Millionen an neuronalen Verbindungsschaltkreisen (»Schleifen«), welche die Befehle aus dem Cortex mit Informationen aus subcorticalen Stationen wie den thalamischen Strukturen (Thalamus, Epithalamus, Subthalamus und Hypothalamus), Hirnstamm und Kleinhirn (Cerebellum) abgleichen.

Manche dieser Schleifen sind geschlossene Schaltkreise, die immer wieder an dieselben Gehirnareale rückkoppeln, andere hingegen sind offen. Dort wird die jeweilige Information auch an angrenzende Hirnkanäle weitergegeben, um beispielsweise unterschiedliche Arten der Wahrnehmung, Emotion, Bewusstsein, Aufmerksamkeit, Planung und Willen zu integrieren.

In jeder Schleife liegen parallele Kanäle, von denen einer eine motorische Aktion veranlasst und damit ein »Mach es«-Kanal ist, während sein Partner von der Aktion abhält und somit als »Mach's nicht«-Kanal fungiert. Diese beiden Kanäle münden an motorischen Nerven, wo die anstachelnden Kommandos (»Mach es«) und die hemmenden Kommandos (»Mach's nicht«) sich aufsummieren und auf diese Weise entscheiden, ob die Bewegung ausgeführt wird oder nicht. Da Dopamin nun den »Mach es«-Kanal anstellt und zugleich den »Mach's nicht«-Kanal in den Schleifen abstellt, ist Dopamin der entscheidende Neurotransmitter, der den Schalter umlegt, wenn wir auf der Couch liegen, ein Fußballspiel sehen und beschließen, uns ein Bier zu holen. Wenn die Dopaminzellen absterben, verlieren wir die Fähigkeit, uns zu erheben – wie bei Parkinson-Kranken. Der Wille zum Aufstehen ist noch da (präfrontaler Cortex), auch der Plan (prämotorischer Cortex) und das Kommandosignal zum Aufstehen und Losgehen (motorischer Cortex). Was fehlt, ist das Dopamin, um die »Mach es«- und »Mach's nicht«-Kanäle zu aktivieren oder zu deaktivieren, damit die Bewegung einsetzen kann.

Es gibt Millionen solcher geschlossenen und offenen Schaltkreise im Gehirn, welche den Cortex mit dem subcorticalen Bereich verbinden, wodurch selbst an den selbstverständlichsten Verhaltensweise am Ende breite Teile des Gehirns beteiligt sind. Deshalb kann bei der Betrachtung einer PET-, fMRT- oder EEG-Aufnahme schon ein Fingerschnippen diverse Areale im Cortex wie auch in den subcorticalen Bereichen aktivieren.

Als ich die Aufnahmen der Mörder analysierte, die Amen mir geschickt hatte, gab es ein paar Merkmale, die ich bei den Psychopathen erwartet hatte, beispielsweise eine verminderte Aktivität im orbitalen Cortex – dem Bereich des präfrontalen Cortex unmittelbar über den Augenhöhlen – und im nahen ventromedialen präfrontalen Cortex. Diese Orte sind an Hemmungen, sozialem Verhalten, Ethik und Moral beteiligt. Ich ging davon aus, bei Psychopathen auch eine Schädigung des vorderen Temporallappens einschließlich der Amygdala vorzufinden, wo Emotionen verarbeitet werden, was zu Kaltblütigkeit führt. Solche neuralen Defizite hatte ich bei anderen Aufnahmen von psychopathischen Mördern gesehen, ein Befund, der inzwischen auch bei gezielten Studien an anderen Labors erhoben worden war.

Deshalb wählte ich die Scans aus, die in meinen Augen von psychopathischen Mördern stammten. Bei der Entblindung der Codierung staunte ich Bauklötze. Wenn ein Neuroanatom ein Muster entdeckt, ist das wie Weihnachten und Geburtstag auf einmal. Selbst wenn ich mich mit Schmetterlingen befasst hätte, wäre ich aufgeregt gewesen. Gesetzmäßigkeiten sind das, was uns den Kick versetzt. An diesem Punkt begann ich, mich ernsthaft für Psychopathie zu interessieren.

Als ich diese neuen Aufnahmen mit anderen von nachweislichen Psychopathen verglich, welche ich im Laufe der Jahre gesammelt hatte, fiel mir ein noch komplexeres Muster auf. Bei Psychopathen beobachtete ich einen Aktivitätsverlust, der sich vom orbitalen Cortex in den ventromedialen Cortex und in einen Teil des präfrontalen Cortex zieht, den wir als anteriores Cingulum bezeichnen. Weiterhin reicht dieser Aktivitätsverlust als dünner Streifen entlang des cingulären Cortex in den hinteren Bereich des Gehirns und beschreibt dann eine Schleife in den unteren Teil des Temporallappens bis ganz zur Spitze des Temporallappens und der Amygdala.

All diese inaktiven Bereiche zusammen gehören zu einem wichtigen Teil des Gehirns, dem limbischen oder auch emotionalen Cortex, wo ein Großteil unserer Emotionsregulation stattfindet. Dieser verlorene corticale Funktionskreis scheint geschlossen zu sein, denn mir fiel auf, dass der »Verbindungsstreifen« zwischen orbitalem, cingulärem und temporalem Cortex – die Insula oder Inselrinde – bei diesen psychopathischen Mördern ebenfalls Anzeichen für eine Schädigung oder

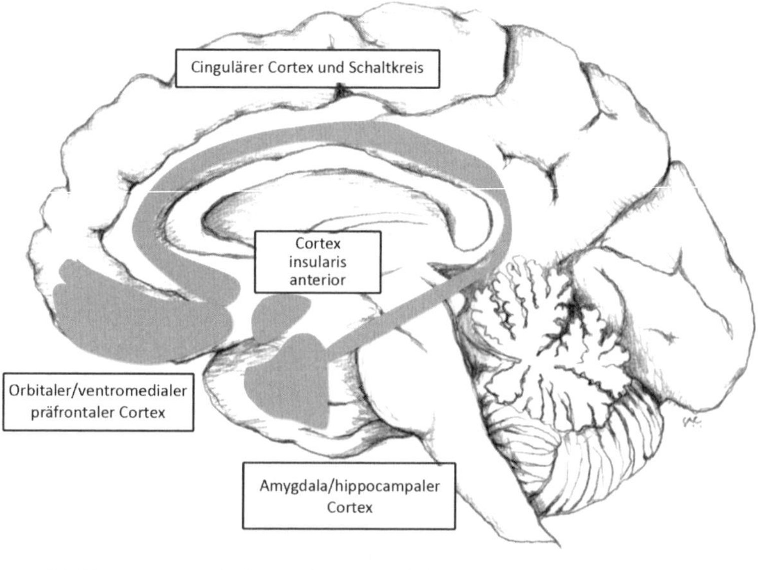


**Abbildung 3C:** *Dysfunktionale Hirnareale bei Psychopathen*

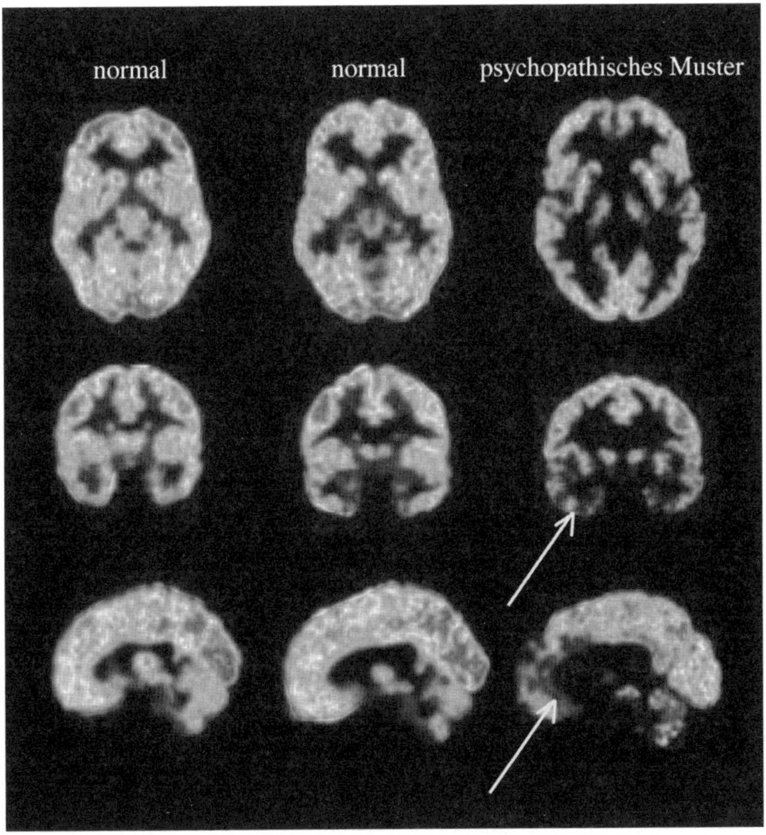


**Abbildung 3D:** *PET-Aufnahmen von normalen Gehirnen und von einem Psychopathen*

geringe Aktivität aufwies. In früheren Studien zum Gehirn von Psychopathen galt die Hauptaufmerksamkeit dem orbitalen und ventromedialen präfrontalen Cortex sowie der Amygdala. Dieses Bild füllte ich nun weiter aus, indem ich andere Areale identifizierte, die mit Angst und Empathie zusammenhängen und erklären, wieso Psychopathen mitunter so kalt und gefasst erscheinen können. Angesichts eines derart einfachen und eleganten Musters empfand ich eine Euphorie, als hätte ich einen Splitter des Heiligen Grals zum Verständnis von abartigem, raubtierhaftem Verhalten beim Menschen entdeckt.

Nun stellte ich mir die Frage, wie die Funktion des Frontallappens – insbesondere der unteren (ventralen) und mittleren (medialen) Anteile des präfrontalen Cortex – gewisse Merkmale hervorbringt, die bei Psychopathie in der Regel zutage treten. Ein Psychopath hat ein schlecht funktionierendes ventrales System, das üblicherweise für die heiße Kognition eingesetzt wird, kann aber ein normales oder sogar überaktives dorsales System besitzen. Damit kann er ohne Rücksicht auf Gewissen und Empathie in hohem Maße kaltblütig wie ein Raubtier planen und agieren, überzeugen und manipulieren. Weil das dorsale System bei Psychopathen so gut funktioniert, können sie lernen, sich einfühlsam zu geben, was ihre Gefährlichkeit noch erhöht.

Die anderen Gehirnareale, die mit Psychopathie in Verbindung stehen, sind die Amygdala in der vorderen, inneren Region des Temporallappens, die versteckte Inselrinde – eine Brücke zwischen orbitalem Cortex und vorderem Temporallappen –, der cinguläre Cortex und der parahippocampale Cortex. Sie alle verbinden den präfrontalen Cortex und die Amygdala ebenfalls wie in einer Schleife. 2011 und 2012 wurden diese Bereiche im Psychopathengehirn von einer Forschungsgruppe unter der Leitung von Kent Kiehl am MIND Institut der Universität New Mexico in einer sorgfältig und gut ausgeführten MRT-Reihe dargestellt.

Wie bereits erwähnt, bilden all diese Strukturen zusammen den limbischen Cortex oder Bereiche des Cortex, die mit der Verarbeitung und Deutung von Emotionen zusammenhängen. Für das Verständnis des psychopathischen Gehirns sind diese Bereiche sehr bedeutsam, weil sie – genau wie die orbitalen und ventromedialen Cortexbereiche – fehlentwickelt oder in einem frühen Stadium geschädigt worden sind. Dieser Befund war für mich keine Überraschung, denn all diese Bereiche im Gehirn wurden bereits mit individuellen Syndromen wie mangelnden Hemmungen, sexueller Hyperfunktion und Problemen mit dem moralischen Denken in Verbindung gebracht. Überraschend war vielmehr, dass diese Gehirnbereiche bei allen Psychopathen weniger aktiv waren, wohingegen andere Kriminelle, die beispielsweise einen Mord im Affekt begangen hatten, in einzelnen Arealen Abweichungen aufwiesen, aber nicht in allen.

So liegt bei impulsiven Menschen zum Beispiel häufig eine Fehlfunktion des orbitalen Cortex vor, während bei Hypersexualität und Neigung zu Jähzorn oft eine Dysfunktion der Amygdala nachweisbar ist. Wenn der Parahippocampus und die Amygdala geschädigt sind, kommt es häufig zu Problemen mit dem emotionalen Gedächtnis, Sexualität und Sozialverhalten, und bei einer Fehlfunktion des Cingulums lassen sich Stimmungsschwankungen und mangelnde Selbstkontrolle beobachten. Eine verminderte Funktion im gesamten Komplex des limbischen, präfrontalen und temporalen Cortex – ob durch pränatale Entwicklungen, perinatalen Stress der Mutter, Drogenmissbrauch, direkte Traumata oder eine schwerwiegende, seltene Kombination von Hochrisikogenen – scheint jedoch ausschließlich im Gehirn von Psychopathen vorzuliegen.

Mir fiel auf, dass noch niemand etwas über diese Kombination aus einer mangelnden Aktivität im präfrontalen Cortex und im Temporallappen geschrieben hatte. Also wollte ich meine Theorie der Fachwelt vorstellen, obwohl ich damals keineswegs Experte auf diesem Gebiet war. Es war ein neues Gebiet, auf dem sich noch niemand einen Namen gemacht hatte. Angesichts meines neuroanatomischen Hintergrunds war ich jedoch geübt darin, bisher unbekannte Schaltkreise im normalen und anomalen Gehirn zu visualisieren und zu erklären. 2005 begann ich daher mit Vorträgen an verschiedenen Universitäten, die in der Medizinforschung tätig waren, sowie an Rechtsfakultäten in den Vereinigten Staaten, Europa und Israel, unter anderem am Institut für mathematische Biowissenschaften der National Science Foundation. Ich sprach auch am Moritz College of Law, worauf man mich dort aufforderte, meinen ersten Artikel zu gewalttätigen Psychopathen einzureichen – die Arbeit, die ich an jenem Tag abschloss, als ich meinen eigenen Scan entdeckte. Ich wollte meine eigenen Gedanken zu Papier bringen, was diese gefährlichen Zeitgenossen umtreibt – und in schlimmsten Gewalttaten explodieren lässt.

2005 beschäftigten mich auch diverse Studien zur Alzheimer-Krankheit. Für eine davon benötigte ich bei der Analyse eine Reihe gesunder Probanden zum Vergleich und kam auf die Idee, dabei gleich eine ganze Familie unter die Lupe zu nehmen, um dem Vergleich eine weitere Dimension zu verleihen. Also scannte ich die Gehirne von meiner Mutter, meiner Tante, drei meiner Brüder, Diane, mir und unseren drei Kindern. Glücklicherweise waren alle kerngesund, zumindest in Bezug auf Alzheimer.

An diesem Punkt setzte die Erkenntnis ein, die ich zu Beginn dieses Buches beschrieben habe. Bei der Betrachtung der

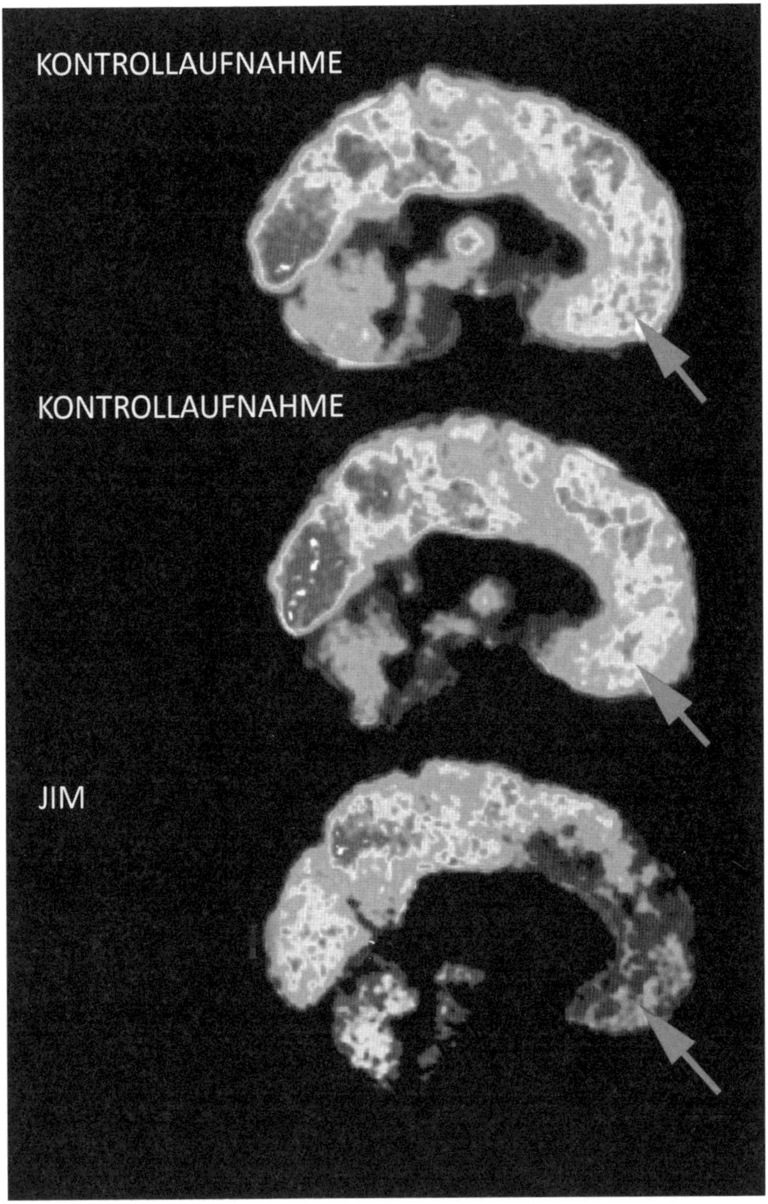


**Abbildung 3E:** *Meine PET-Aufnahme (mit zwei Kontrollaufnahmen)*

Aufnahmen aus meiner Familie entdeckte ich eine, bei der ich dachte, sie stamme aus dem Stapel der Aufnahmen von den psychopathischen Mördern. Am Ende jedoch war es mein eigenes Bild. Ich hatte die charakteristische Inaktivität im orbitalen, ventralen und temporalen Cortex sowie in den entsprechenden Verbindungsbereichen aufzuweisen.

Meine erste Reaktion war: »Das soll ja wohl ein Scherz sein.« Ich war wie vom Donner gerührt. Dann aber lachte ich und sagte mir: »Echt witzig.« Wenn man erst jahrelang gebeten wird, die Gehirne von Mördern zu analysieren, endlich ein Muster entdeckt und dann feststellen muss, dass man selbst in dieses Muster fällt, ist das witzig. Hätte ich auch nur eine Sekunde in Erwägung gezogen, dass ich wirklich ein Psychopath sein könnte, hätte mich das vielleicht ernüchtert. Doch das tat ich nicht.

Einer der Gründe für mein Leugnen war natürlich, dass ich mich trotz meiner Arbeiten zu Gehirn und Verhalten wenig mit dem beschäftigt hatte, was einen Psychopathen ausmacht. Psychopathen waren nicht unser Thema. Für mich waren das vor allem instabile, gewalttätige Individuen, denen es an Empathie mangelte und die gern manipulierten. Man mochte mich lieben oder hassen, doch ich war kein Krimineller. Mein Gehirn sah vielleicht ganz ähnlich aus wie die Gehirne der Mörder, die ich mir angesehen hatte, aber ich hatte nie jemanden umgebracht oder auch nur brutal angegriffen. Auch entsprechende Gewaltphantasien oder Vorstellungen, anderen zu schaden, hatte ich nie gehegt. Ich war erfolgreich, glücklich verheiratet und dreifacher Vater, also ein völlig normaler Mann.

In den drei darauffolgenden Jahren erzählte ich im Kollegenkreis kaum von dieser Aufnahme, erwähnte sie jedoch gelegentlich bei meinen Vorträgen über Psychopathie. Die Zuhörer fragten sich: »Das ist ja merkwürdig, aber was bedeutet das?« Sie konnten es nicht verarbeiten. Im Gegensatz zu den Menschen, von denen ich sprach, war ich offensichtlich kein psychopathischer Mörder, so dass niemand weiter darüber nachdachte.

Meiner Familie gegenüber erwähnte ich die Aufnahme, doch das waren keine Wissenschaftler. So beschränkte sich die Reaktion auf: »Ist ja interessant.« Diane erklärte: »Ich kenne dich schon mein Leben lang. Du hast mir nie ein Haar gekrümmt. Die Aufnahme ist merkwürdig, aber die Sache ist sonnenklar. Du hast zwar jede Menge Laster, aber so bist du nicht.«

Was ich nicht hinterfragte.

# 4 Die Ahnenreihe

Obwohl ich keine Sorge hatte, womöglich ein Psychopath zu sein, ließ mir die Erkenntnis, dass meine eigene Aufnahme genau dem Muster entsprach, welches ich bei den Scans der psychopathischen Mörder gefunden hatte, doch keine Ruhe. Ich war so sicher gewesen, dass ich etwas Substanzielles entdeckt hätte, mit dessen Hilfe wir besser nachvollziehen könnten, was einen Psychopathen zum Psychopathen macht. Wenn meine Gehirnaufnahme jedoch nicht zu meinem Verhalten passte, war meine Theorie zum psychopathischen Gehirn falsch oder zumindest unvollständig.

Im Dezember 2005, zwei Monate nach der Entdeckung meiner ungewöhnlichen Aufnahmen, luden Diane und ich die ganze Familie zum Essen ein. Ich stand im Garten am Grill, als meine Mutter mich beiseite nahm. »Ich habe gehört, dass du jetzt Vorträge über die Gehirne von Mördern hältst«, flüsterte sie. Sie wusste, dass ich bei dieser Gelegenheit auch erwähnt hatte, dass mein eigenes Gehirn wie das eines Mörders aussah. »Ich glaube, du solltest dir das hier mal ansehen.«

Jetzt hatte sie meine volle Aufmerksamkeit.

»Dein Cousin Dave hat ein neues Geschichtsbuch über unsere Familie erwähnt, das heißt, eher über die Familie deines Vaters.« Dieser Cousin, David Bohrer, war ein ebenso schlagfertiger wie geradliniger Chefredakteur, ein gebildeter Mann, der sich intensiv mit Familienforschung befasste und dabei auf dieses Buch gestoßen war. Wir hatten schon mehrfach über unsere Familiengeschichte gesprochen, wobei er das Buch bereits erwähnt hatte. Allerdings hatte nichts davon mich aufmerken lassen oder gar besorgt gestimmt. Ich hatte das Buch schon vor einigen Monaten erworben, bis dahin jedoch noch keinen Blick hinein geworfen.

»Ich habe davon gehört, hatte aber noch keine Zeit, es zu lesen.«

»Warum nicht?«

»Bitte, Mum. Ich muss mich um das Essen kümmern.«

Mir war klar, dass diese Abfuhr für sie keinesfalls das Ende der Diskussion sein würde. In jungen Jahren hatte meine Mutter Elsa Einstein, die normalerweise absolut unzugängliche Frau von Albert Einstein, dazu bewegt, ihr ein Autogramm ihres Mannes zu besorgen, nachdem sie ihr in Poughkeepsie über den Weg gelaufen war. Sechzig Jahre später verloren wir uns einmal vor dem Kunstmuseum von Los Angeles County aus den Augen. Eine Viertelstunde später entdeckte ich sie in einem Wortgefecht mit dem Rock-Discjockey Rick Dees: Sie fand die moderne Musik viel zu laut und die Texte eine Schande. Das wollte sie ihm klar machen. Ich habe auch mehrfach miterlebt, wie sie einem Freund von uns, George Carlin, wegen seiner vulgären Ausdrucksweise die Leviten las. Er sei auch ohne ordinäre Wortspielchen witzig genug, erklärte sie ihm rundheraus. Diese zierliche Sizilianerin, die selbst mit 89 Jahren noch eine scharfzüngige *principessa* war, würde sich vom Desinteresse ihres Sohnes an ihrer Empfehlung nicht abschrecken lassen. Nur aus Respekt vor dem uralten Gesetz, dass ein gutes Essen Vorrang hat, hatte sie eingelenkt.

Eine halbe Stunde nach dem Essen stahl ich mich in mein Büro, wo ich mir einen doppelten Espresso und ein Glas schwarzen Anisette mit den obligatorischen dreizehn Kaffeebohnen darin gönnte. Während ich an den Bohnen knabberte und abwechselnd Kaffee und Likör schlürfte, blätterte ich das Buch durch. Es hieß *The Death of Rebecca Cornell* von Elaine Forman Crane und beschrieb den Mord an der 73-jährigen Rebecca Cornell durch die Hand ihres 46-jährigen Sohnes Thomas im Jahr 1673. Es handelte sich um einen der ersten Muttermorde in den amerikanischen Kolonien. (Der Stammbaum der Cornells ist für amerikanische Historiker von besonderem Interesse, weil Rebecca eine Vorfahrin von Ezra Cornell, dem Gründer und Namensgeber der Cornell Universität war.)

Rebecca hatte mit Thomas und dessen Familie in einem großen Haus mit vierzig Hektar Land an der Narrgansett Bay in Rhode Island gelebt. Eines Abends fand man sie fast zur Unkenntlichkeit verbrannt in ihrem Schlafzimmer neben dem Kamin. Zunächst wurde der Tod als »Unglück« eingestuft, doch schon bald plagte Rebeccas Bruder eine Erscheinung, der zufolge hier etwas faul war. Thomas war finanziell von seiner Mutter abhängig gewesen, hatte sich nicht immer gut mit ihr verstanden und wurde leicht ausfällig. Daher wurde Rebeccas Leichnam exhumiert und genauer untersucht, wobei eine verdächtige Wunde im Bauch auffiel, möglicherweise von einem Messer. Trotz eher schwacher Beweislage wurde Thomas als Mörder überführt und gehängt.

Das Interesse meiner Mutter an Rebeccas Geschichte entsprach nicht allein einem morbiden Sinn für Unterhaltung. Vielmehr war Rebecca Cornell laut David unsere Ur-Ur-Ur-Ur-Ur-Ur-Ur-Ur-Urgroßmutter väterlicherseits. Zudem stellte sich heraus, dass Thomas keineswegs der einzige Mörder im Cornell-Clan gewesen war. Laut diesem Buch stammte aus dieser Linie auch Lizzie Borden, die 1892 als mutmaßliche Axtmörderin der Tötung ihres Vaters und ihrer Stiefmutter angeklagt wurde. Damit war Borden – David zufolge – eine Cousine von uns. Zwischen 1673 und 1892 führt das Buch in unserer väterlichen Linie eine Handvoll weiterer Mörder und Mordverdächtiger, die jeweils angeklagt oder überführt worden waren, ein nahes Familienmitglied getötet zu haben. So ermordete Alvin Cornell 1843 seine Frau Hannah, indem er erst mit einem eisernen Schaufelstiel auf sie einschlug und ihr dann mit einem Rasiermesser die Kehle durchschnitt. Der Hang der Cornells, die eigenen Angehörigen umzubringen, scheint glücklicherweise Ende des 19. Jahrhunderts endgültig vorbei gewesen zu sein. Mein Vater und ich waren von *dieser* Seite der Familie also mehrere Generationen entfernt.

Zusammen mit meinem anderen Cousin, Arnold Fallon, hat David unsere Familiengeschichte mit großer Akribie unter die Lupe genommen und bei seiner unermüdlichen Spurensuche auch zahlreiche Friedhöfe in Neuengland, New York, Kansas und Kalifornien aufgesucht. Dabei kamen immer neue deftige Einzelheiten über die Familie heraus. 2011 und 2012 entdeckten sie zwei andere großväterliche Linien, wo immer neue Schandtaten aufgedeckt werden, die eine mit diversen Mordfällen oder Fällen von Mordverdacht (in diesem Zweig der Familie insgesamt sieben, darunter zwei Frauen), die andere mit einem Hang dazu, Frau und Kind sitzen zu lassen, entweder neuen Frauen zuliebe oder aus gänzlich unbekannten Gründen. In beiden Linien offenbarten unsere männlichen Ahnen ebenso wie in der Cornell-Linie ihre unfreundliche (oder mörderische) Seite nur gegenüber ihren unmittelbaren Angehörigen, nie jedoch gegenüber Fremden.

Wenn ich noch weiter zurückgehe, ist mein Urahn, König Johann Ohneland (1167 bis 1216), der seinem Bruder Richard Löwenherz auf den Thron folgte, als der brutalste und meistgehasste englische Monarch in die Geschichte eingegangen – obgleich er mit der Magna Charta eines der wichtigsten antimonarchistischen Dokumente aller Zeiten unterzeichnet hat. Dieser König war in jeder Hinsicht ein Charakterschwein, skrupellos (eine Eigenschaft, die ein enger Freund auch mir einmal auf den Kopf zusagte), verräterisch und mit einem »fiesen« Sinn für Humor (den mein Onkel Bob mir ebenfalls einmal zuschrieb). Er hatte unglaublich viel Energie – hypomanisch bis manisch – und war extrem misstrauisch, wetterwendisch, grausam und unbarmherzig. Ein Beinahe-Zeitgenosse sagte über ihn: »Johann war ein Tyrann. Er war ein böser Herrscher, der sich nicht wie ein wahrer König verhielt. Er war so gierig, dass er sein Volk nach Kräften schröpfte. Für einen so grässlichen Menschen ist selbst die Hölle noch zu gut.« Andere Autoren urteilten freundlicher. In seinem Buch *King John: England's Evil King?*, schreibt der Historiker Ralph V. Turner: »Johann hatte das Potenzial zu großem Erfolg. Er war intelligent, hatte administrative Fähigkeiten und war militärisch ein guter Stratege. Ihm kamen jedoch zu viele persönliche Schwächen in die Quere.«

Auch Johanns Vater, König Heinrich II. (1154 bis 1189), neigte zu Wutausbrüchen. Beide hatten vor Wut gelegentlich sprichwörtlich Schaum vor dem Mund. Heinrich starb von der Hand seines Sohnes. Spätere Nachfahren wie Heinrich III. und Eduard I. galten wie König Johann als relativ aggressiv, impulsiv und gemein. Alle vier gingen brutal gegen Juden vor. Heinrich III. ließ Juden in der Öffentlichkeit ein Schandmal tragen, und Eduard I. vertrieb die Juden 1290 aus England – nachdem er zuvor 300 Juden hatte hinrichten lassen. Eduard war allgemein gefürchtet. Er war groß, stark und aggressiv und wurde 1264 in einem Spottlied (»The Song of Lewes«) mit einem Leoparden verglichen. Laut dem Historiker Michael Prestwich geriet der Dekan von St. Paul's mit dem König wegen Steuerfragen in Streit und starb (irgendwie) vor dessen Füßen. Es könnte also ein Mord gewesen sein, wobei ich nie eine entsprechende Bestätigung fand.

2004 besuchten Diane und ich in Wales ein »Familienschloss«, Caerphilly Castle, erbaut von meinem Ahnherrn, Gilbert de Clare, der 1264 in Canterbury Juden niedermetzelte. Ein weiterer Übeltäter aus jener Linie ist John Fitzalan, der auf einem Feldzug in der Bretagne in einem Nonnenkloster Halt machte, wo seine Männer (und er?) alle anwesenden Frauen vergewaltigten, um anschließend das Umland zu plündern. Anschließend bekam es ein Teil seiner Männer in einem Sturm auf See mit der Angst zu tun, worauf er sie umbringen ließ. Das ist nur ein Beispiel, doch es belegt, dass ich nicht gerade einer langen Reihe von Humanisten entstamme.

Meiner Mutter, Jennie, gefielen diese Enthüllungen selbstverständlich. Ihr offizieller Name lautet Giovannina Giuseppina Salvetrica Sylvia Scoma, denn sie ist die Tochter sizilianischer Einwanderer, die wie viele andere Immigranten in Amerika ihr Glück machen wollten und hierfür im Laufe ihres Lebens auch mal in gewissen Grauzonen aktiv waren. Mein Großvater Tomas war in diversen respektablen Berufen tätig, während meine Mutter und ihre Geschwister aufwuchsen, zum Beispiel als Gerichtsdolmetscher, Barbier, Kegelaufsteller und Musiker. Aber noch nach seinem Umzug von Brooklyn (wo meine Mutter zur Welt kam) nach Poughkeepsie organisierte er jede Woche eine illegale Lotterie in Brooklyn und verkaufte genügend Schmuggelgut, um schließlich sein eigenes Restaurant eröffnen zu können. Es war die Zeit der Prohibition, so dass meine Mutter, ihr Bruder und ihre drei Schwestern den Unternehmergeist des Vaters unterstützten, indem sie heimlich Bier brauten. Mein Vater und dessen Familie hatten meine Mutter daher gern mit ihrer Vergangenheit aufgezogen, ohne Näheres über die eigenen Vorfahren zu wissen. Deshalb überraschte mich das teuflische Funkeln in Jennies Augen keineswegs, als sie mir von der blutrünstigen Ahnenreihe meines Vaters erzählte.

Dieses Buch und der Rest der Geschichte, der später herauskam, konnten mich jedoch ebenso wenig erschüttern wie mein Gehirnscan. Für mich war das eher etwas, womit man ein bisschen herumprahlen konnte, so ähnlich wie wenn man entdeckt, dass in der eigenen Familie mehr Pferdediebe als Adlige herumsprangen.

Außerdem wusste ich, dass die Reihe der Vorfahren nicht gleichbedeutend ist mit den Genen. Da sich der genetische Einfluss mit jeder neuen Generation »verdünnt«, kann man aus einer derart langen Linie über Jahrhunderte hinweg schwerlich ableiten, inwiefern und aus welchem Grund ein bestimmtes Familienmitglied sich in der Gegenwart gut oder schlecht verhält. Nichtsdestoweniger wissen wir in meiner Familie von mindestens zwei Linien mit Mördern und Mordverdächtigen und einer Linie, die häufig ihre Frauen sitzen ließ. Dieses genetische Gesellschaftsspielchen wirft die Frage auf, ob gewisse Charakterzüge sich möglicherweise (gründlich gefiltert) bis heute durchziehen. Noch komplizierter wird die Geschichte, weil mein Vater, mein Großvater Harry Cornell Fallon und zwei Onkel, die im Zweiten Weltkrieg kämpften, den Wehrdienst verweigerten, aber dennoch auf Iwo Jima, in Neuguinea und in Neukaledonien als Sanitäter auf dem Schlachtfeld zum Einsatz kamen. Wobei zu bemerken wäre, dass mein Großvater keiner Prügelei aus dem Weg ging. Noch in meiner Generation sind mindestens fünf meiner Brüder und Cousins aggressive, furchtlose Raufbolde und Boxer. Sie kämpfen wirklich *gerne* und nehmen es auch mit mehreren Gegnern gleichzeitig auf. Trotz dieses Rufs sind sie kluge Kerle, verstehen Spaß und sind echte Partylöwen.

Erst als ich mich mit meinen eigenen Genen beschäftigte, nahm die persönliche Familiengeschichte eine neue Dimension an. Im Rahmen der Alzheimer-Studien, für die wir die Gehirnaufnahmen gemacht hatten, nahm mein Labor auch Blutproben zur Genanalyse. Nachdem ich meine Aufnahme kannte, beschloss ich, diese Blutproben auf Gene zu untersuchen, die mit aggressiven Charakterzügen zusammenhängen.

Wie beeinflussen die Gene unser Verhalten? Um diese Frage näher zu beleuchten, benötigen wir ein gewisses genetisches Grundwissen.

Das menschliche Genom verfügt über knapp 20 000 Gene, die sich in 23 Paaren auf 46 Chromosomen verteilen. Dabei stammt jeweils eine Hälfte der Chromosomen von der Mutter und die andere vom Vater. Diese Chromosomenpaare sitzen im Kern nahezu aller unserer Körperzellen. Die einzigen Zellen mit nur einem Chromosomensatz sind die Keimzellen in den Hoden beziehungsweise in den Eierstöcken. Sie enthalten nur jeweils 23 Chromosomen. Zellen mit allen 46 Chromosomen, also dem doppelten Satz, bezeichnet man als diploid, wohingegen die Keimzellen mit dem einfachen Satz als haploid bezeichnet werden.

Die Chromosomen bestehen aus der DNA, welche die Erbinformation einer Zelle darstellt. Die DNA wird über die Abfolge von vier verschiedenen chemischen Bausteinen (Basen) codiert. Diese Basen sind paarig verknüpft, wobei Thymin (T) immer mit Adenin (A) und Guanin (G) stets mit Cytosin (C) verbunden ist. Die 46 Chromosomen des diploiden Genoms enthalten über sechs Milliarden solche Basenpaare. Bestimmte Sequenzen dieser Basenpaare kodieren und erzeugen nun Genprodukte wie zum Beispiel Proteine. Solche Sequenzen werden als Gene bezeichnet. Sobald auch nur ein einziges Basenpaar eines solchen Gens zum Beispiel infolge von ultravioletter Strahlung, Viren oder Zigarettenrauch Schaden nimmt und mutiert, weicht das von diesem Gen kodierte Protein von seinem ursprünglichen Bauplan ab und kann seine Aufgabe in der Regel nicht mehr richtig erfüllen.

Manche derartigen Mutationen sind nicht tödlich und bleiben daher in den Zellen und in der Population erhalten. Man bezeichnet sie als Einzelnukleotid-Polymorphismen (SNP). Tritt diese Veränderung bei weniger als einem Prozent des Genpools auf, spricht man von einer Mutation. Wenn mehr als ein Prozent betroffen sind, spricht man normalerweise von einem SNP. Beim Menschen sind rund 20 Millionen SNP bekannt, die zahlreiche Unterschiede im Äußeren, aber auch im Verhalten erklären, von Locken und Übergewicht bis hin zu Suchterkrankungen. Seit 1990 konzentriert sich die Forschung auf ihrer Jagd nach den genetischen »Ursachen« für bestimmte körperliche und charakterliche Veranlagungen auf die SNP.

Weitere wichtige Veränderungen des genetischen Codes betreffen die so genannten Promotoren und Inhibitoren – Abschnitte, welche die Fähigkeit eines Gens zur Erzeugung bestimmter Substanzen regulieren. Einige dieser Substanzen steuern das Verhalten der Neurotransmitter. Promotoren und Inhibitoren entsprechen sozusagen dem Gas- und Bremspedal eines Gens, indem sie beispielsweise die Bereitstellung von Neurotransmittern wie Serotonin und Dopamin im Gehirn kontrollieren. Der Serotoninpegel spielt bei Depressionen, bipolaren Störungen, Schlaf- und Essstörungen, Schizophrenie, Halluzinationen, Panikattacken, aber auch Psychopathie eine Rolle. Zerlegt wird Serotonin von dem Enzym MAO-A. Für das MAOA-Gen, das dieses Enzym produziert, gibt es zwei Promotoren, eine kurze und eine lange Form. Die Version des MAOA-Gens mit dem kurzen Promotor wird mit aggressivem Verhalten verknüpft und gilt als »Kriegergen«.

Die meisten Krankheiten entwickeln sich aus einem Zusammenspiel von zwanzig bis fünfzig (oder mehr) solcher SNP-Abschnitte, sodass sich einem Genetiker bei der Aussage, das Kriegergen würde Aggressionen, Gewalttätigkeit und

Rachsucht »verursachen«, die Nackenhaare sträuben – bei besonders gewalttätigen Menschen sind vermutlich Dutzende an »Kriegergenen« aktiv. Aber selbst bekannte Erbkrankheiten, die nach den von Gregor Mendel entdeckten Mendelschen Regeln weitergegeben werden, können bei fünfzig Betroffenen in fünfzig individuell unterschiedlichen Ausprägungen auftreten. Ein Beispiel hierfür ist die zystische Fibrose (Mukoviszidose), die auf eine einzige Mutation auf dem Gen zurückgeht, das den Chloridkanal in den Zellmembranen kodiert und so den Wasserhaushalt in Lunge, Darm und Drüsen reguliert. Bei der zystischen Fibrose beeinflusst diese eine Mutation des Chloridkanals auch andere Bestandteile der Zellen und Organe. Die Wechselwirkungen zwischen den Genen (oder eher den Genprodukten) bezeichnet man als Epistase, und diese Wirkung ist bei der Bestimmung der Ursachen, Symptome und Heilmittel bei Krankheiten aller Art, auch psychiatrischen, ebenfalls zu berücksichtigen.

Bei bestimmten psychiatrischen Störungen ist der Neurotransmitter Dopamin beeinträchtigt. Medikamente, welche die Dopaminübertragung erhöhen, können die Symptome einer Depression lindern. Andere Medikamente wiederum, welche die Dopaminübertragung verringern, können bei Schizophrenie hilfreich sein. Dopamin, das vor allem im Mittelhirn produziert wird, trägt maßgeblich dazu bei, dass der präfrontale Cortex ein denkbares Verhalten überhaupt in Erwägung zieht. Sobald Dopamin freigesetzt wird, kommt ein Geschehen in Gang. Dabei entscheidet das Dopamin nicht genau, *was* passiert, sondern nur, wie schnell und wie stark etwas geschieht, und wie lange die Handlung anhält. Seine Funktion ähnelt damit dem Gaspedal im Auto.

Wie sehr der individuelle Mensch von den Monoaminen – wie Serotonin und Dopamin – beeinflusst wird, hängt nicht nur von der genetischen Veranlagung und der Reife der entsprechenden Schaltkreise ab (besonders bei den Genen, welche die Synthese dieser Neurotransmitter steuern), sondern insbesondere von Enzymen wie MAO-A, die diese Substanzen anschließend zerlegen und ihre Wirkung auf die Synapsen beenden. Weitere Faktoren sind die Produktionsmenge und die Aktivität der Rezeptoren für diese Monoamine (von denen es Dutzende gibt), aber auch jene Gene, die für die Wirksamkeit des Proteintransports in den prä- und postsynaptischen Membranen zuständig sind. Diese Transportmoleküle ziehen die Neurotransmitter aus dem Spalt zwischen den Nervenenden – der Synapse –, und beenden so die Signalübermittlung. Sie sind damit an so exotischen Hirnfunktionen wie kreativem Tanz oder einem Sinn für Spiritualität beteiligt. Berücksichtigt man alle denkbaren Allelkombinationen der monoamin-relevanten Gene sowie die Systeme für Glutamat, Gamma-Aminobuttersäure (GABA) und cholinerges System in diesen Bereichen der Hirnrinde, so kann der präfrontale Cortex auf tausenderlei Weise »normal« sein. In diesen zahllosen unterschiedlichen präfrontalen Cortexen sind hoch variable Merkmale wie Erinnerungsvermögen, Emotionalität, Aggressivität und Sexualität unterschiedlich stark ausgeprägt. Und wegen der vielen genetischen Variablen gibt es letztlich unzählige Möglichkeiten, schizophren oder depressiv zu sein. Manche Störungen des präfrontalen Cortex sind komplexer als andere, und die Schizophrenie zählt sicher zu den komplexesten Erkrankungen. Bedenkt man die vielen beteiligten Nervensysteme und genetischen Faktoren, so gibt es vermutlich auch viele unterschiedliche Ausprägungen von Psychopathie. Über die biologische Grundlage, insbesondere die Gene des psychopathischen Gehirns, wissen wir bisher leider erst sehr wenig.

Trotz beeindruckender Zahlen im Hinblick auf das menschliche Genom verraten uns die Informationen auf diesen 20 000 Genen, 46 Chromosomen und sechs Milliarden Basenpaaren nur fünf Prozent der Geschichte. Die übrigen 95 Prozent verbleiben in dem noch immer ungeklärten Zusammenspiel nicht-kodierender Nukleinsäuren, DNA- und RNA-Abschnitten, denen mittlerweile ein erheblicher Einfluss auf das zugeschrieben wird, was der genetische Code im Zellkern erzeugt. Sie unterstützen die zielgerichteten Funktionen einer Zelle, die Interaktion zwischen Zellen im Gewebe und in Organen sowie die Wechselwirkungen zwischen Organsystemen – und das, was ein Psychopath sich erträumt, was er ausheckt und was er anderen auf seinen täglichen Beutegängen antut. Wie die genetische Information tatsächlich im Zellkern bereit liegt, kann man auch auf eine Weise betrachten, die sich erheblich von dem unterscheidet, was wir einmal gelernt haben, den Aminosäureketten, die während der Zellteilung in der klassischen x-Gestalt verschlungen sind. Die meiste Zeit ähnelt unsere Erbanlage eher langen biegsamen Spaghetti, die wie in einer italienischen Hochzeitssuppe dicht an dicht umeinander herum schwimmen. Diese langen DNA-Stränge treiben in einer Brühe mit Kräutern und Gewürzen (vertauschbaren Elementen und anderen kleinen, nicht-kodierenden DNA- und RNA-Stückchen) und dem einen oder anderen Fleischklößchen (Histone – Proteine, die als DNA-Spulen agieren).

Diese sonstigen Strukturen sind selbst keine Gene, gelten aber inzwischen als die wahre Ursache bestimmter Erkrankungen wie Schizophrenie, Depression und Sucht sowie zahlreicher Krebsarten und Immunkrankheiten. Offenbar hat der Mensch sie im Laufe der Evolution von anderen Organismen wie Viren und Bakterien sowie aus Lebensmitteln aufgenommen. Was bis zur Jahrtausendwende noch als »Erbgut-Müll« (Junk-DNA) betrachtet wurde, scheint eine bedeutende Rolle zu spielen, auch wenn viele Funktionen nach wie vor ungeklärt sind. Diese Entdeckung verdanken wir der Nobelpreisträgerin Barbara McClintock, die seit den 20er Jahren des 20. Jahrhunderts an der Universität Missouri und im Cold Spring Harbor Labor auf Long Island als Forscherin tätig war, auch wenn ihre Entdeckung zur Natur des Erbgut-Mülls erst viele Jahrzehnte später verstanden wurde.

Die Existenz solcher nicht-kodierender, sondern lediglich regulierender Genabschnitte bedeutet unter anderem, dass wir zwar möglicherweise die Genkombinationen ermitteln können, die der Psychopathie zugrunde liegen. Daneben gibt es im Kern jedoch immer noch eine Million (oder mehr) Kombinationen dieser Gene mit bestimmten Schaltelementen, die ebenfalls zu berücksichtigen sind, wenn wir die tatsächliche genetische Basis der Psychopathie verstehen wollen. Ein paar Dinge allerdings wissen wir bereits.

2006 war mir bewusst, dass das Kriegergen nachweislich Einfluss auf Aggression und Gewalttätigkeit hat, und dass dieses Allel zumindest zu der langen Liste potenzieller Genkandidaten gehörte, die mit psychopathischen Merkmalen in Verbindung gebracht werden. Einen Beweis dafür gab es bis dato jedoch noch nicht, und man ging zu Recht davon aus, dass weitere Gene beteiligt sein dürften. Hierfür standen verschiedene Vertreter zur Wahl, die unsere Aggressionen beeinflussen und zumeist mit den Neurotransmittersystemen für die Monoamine zusammenhängen.

Diese Neurotransmitter-Modulatoren regulieren im Gehirn sozusagen die Lautstärke eines Signals. Nervenzellen (Neuronen) kommunizieren miteinander, indem sie in der Synapse – dem kleinen Spalt zwischen zwei Nervenzellen – kleine Moleküle freisetzen, die als Neurotransmitter bezeichnet werden. Die Zelle, die das Signal sendet, setzt eine gewisse Menge Neurotransmitter frei, die an passende Rezeptoren der empfangenden Nervenzelle andocken und dadurch deren Verhalten verändern. Anschließend werden die Transmitter abgebaut oder aber in die ursprünglich feuernde Zelle zurücktransportiert. Die wichtigsten Neurotransmitter sind Glutamat und GABA. Glutamat ist anregend – sobald es freigesetzt wird und auf einen Rezeptor trifft, ermuntert es die neue Nervenzelle ihrerseits zu feuern und die eigenen Neurotransmitter an wieder andere Nervenzellen weiterzugeben. GABA ist als Gegenspieler von Glutamat der wichtigste hemmende Neurotransmitter, teilt den Nervenzellen also mit, dass sie *nicht* feuern sollen. Ohne GABA würde es im Gehirn drunter und drüber gehen.

Glutamat und GABA bilden die Grundlage vorprogrammierter Verhaltensweisen. Für sich allein würde die Maschine allerdings ziemlich unrund laufen. Für die Feinabstimmung der Synapsen und damit auch der Handlung sind die Monoamine zuständig, insbesondere Serotonin, Dopamin und Norepinephrin. Diese Transmitter werden auch am häufigsten mit psychiatrischen Problemen (von Schizophrenie bis hin zu Depression und bipolarer Störung) in Verbindung gebracht. So sind die beliebtesten Antidepressiva – darunter Prozac und Zoloft – selektive Serotonin-Wiederaufnahme-Hemmer (SSRI). Wie der Name schon sagt, behindern sie die Wiederaufnahme von Serotonin durch die feuernde Nervenzelle und verlängern dadurch die Serotoninwirkung. Andere Antidepressiva, die Monoamin-Oxidase-Hemmer (MAOI), blockieren die Enzyme MAO-A und MAO-B. Diese Enzyme zerlegen Monoamine, und wenn sie blockiert werden, kann mehr Serotonin weitergeleitet werden.

Populärwissenschaftlich hält sich hartnäckig die Fehlannahme, dass sich ein »niedriger Serotoninspiegel« im Gehirn durch die Einnahme von mehr Serotonin, entsprechende Nahrungsergänzungsmittel oder Lebensmittel direkt beeinflussen lässt. Das Serotoninsystem im Gehirn verfügt jedoch über Feedbackmechanismen, die eine weitaus subtilere Feinabstimmung ermöglichen. Und alle Gene, die entscheiden, wer von ihnen gerade zum Zuge kommt, interagieren auf vielerlei Weise innerhalb des Zellsystems und direkt miteinander, ob bei der Zellorganisation, bei der neuronalen Verschaltung oder auf anderen Ebenen. Doch obwohl Genetik und Epigenetik so komplex miteinander verwoben sind, belegen immer mehr Forschungsergebnisse, dass letztlich nicht die Umwelt, sondern die Gene unser Verhalten maßgeblich steuern.

Das Kriegergen ist, wie bereits erwähnt, eine Ausprägung des MAO-A-produzierenden Gens und führt dazu, dass zu wenig von diesem Enzym erzeugt wird. Wenn nicht genug Enzyme bereit stehen, um Monoamine zu zerlegen, sind am

Ende zu viele Monoamine vorhanden, darunter auch Serotonin. Das klingt zunächst positiv, aber das Gehirn ist ein komplexes System, in dem keine Substanz im Übermaß vorliegen sollte.

Im Verlauf der fetalen Hirnentwicklung wird Serotonin schon früh ausgeschüttet, denn es gehört zu einem der ersten Neurotransmittersysteme, die sich herausbilden. Wenn der Fötus also die weniger aktive, hoch riskante Form des MAO-A-Promotors geerbt hat, wird von Anfang an weniger MAO-A produziert. Es liegen also weniger Enzyme vor, die Monoamine (wie Serotonin) abbauen, sodass das Gehirn bereits im Mutterleib einer übermäßigen Menge dieses Neurotransmitters ausgesetzt ist. Auf zu hohe Mengen eines Neurotransmitters oder Hormons reagieren Körper und Gehirn mit dem Versuch, die Wirkung dieser chemischen Substanz zu dämpfen. Es werden also weniger Rezeptoren dafür entwickelt, oder die von dieser Flut betroffenen Hirnareale verändern sogar Größe, Zellstruktur und Verknüpfungen. Bereiche, die schon im Laufe der Fetalentwicklung abgeschaltet werden, bleiben auch nach der Geburt und bis ins Erwachsenenalter weitgehend inaktiv. Derart veränderte Hirnareale reagieren auf die Freisetzung von Serotonin also nicht so wie ein Durchschnittsgehirn.

Es könnte demnach reichlich Serotonin vorliegen – beispielsweise bei einem Ereignis, das Ärger auslöst –, aber niemand hört zu. Die Gehirnareale, die Ärger und Wut eigentlich nach etwa einer Minute abschalten sollten, sind dauerhaft so verändert, dass dort weniger Nervenzellen reagieren und weniger Serotoninrezeptoren vorhanden sind, um sie an- und abzuschalten. Solche Auswirkungen unserer Gene, die bereits die fetale und die frühkindliche Hirnentwicklung beeinflussen, sind gar nicht so selten. Bisher wurde noch nicht abschließend nachgewiesen, dass all dies auf das Kriegergen zurückgeht, doch es liegt auf der Hand, dass die Störung eines Neurotransmittersystems, welches die Emotionen reguliert, langfristig problematisch ist.

Die Verhaltensforschung kann diese Schlussfolgerung untermauern. In den 90er Jahren des 20. Jahrhunderts wurde erkannt, dass Mausstämme, die so gezüchtet waren, dass ihnen das MAO-A-produzierende Gen vollständig fehlt, aggressiver waren. Der niederländische Forscher Han Brunner und seine Kollegen entdeckten eine niederländische Familie, in der die Männer über Generationen hinweg eine seltene Mutation dieses Gens aufwiesen und daher nur wenig MAO-A produzierten. Bei diesen Männern zeigte sich eine besondere Neigung zu unangemessenem Verhalten und Vergehen wie Ehebruch, Exhibitionismus und versuchter Vergewaltigung. Eine breit angelegte statistische Untersuchung an Jungen mit der weniger aktiven Form des MAO-A-Gens, die von Avshalom Caspi und Terrie Moffitt am Londoner King's College durchgeführt wurde, ergab bei diesen Jungen im Vergleich zur Kontrollgruppe überdurchschnittlich viele psychische Probleme wie ADHS und antisoziales Verhalten. Eine wissenschaftliche Untersuchung von Kevin Beaver von der Florida State University und anderen kam zu dem Ergebnis, dass Männer mit dem Kriegergen verstärkt dazu neigten, sich Banden anzuschließen. Auch innerhalb einer Bande waren sie gewalttätiger und griffen im Kampf doppelt so häufig zu einer Waffe. Rose McDermott von der Brown University, Dustin Tingley aus Princeton und andere konnten unter

Laborbedingungen nachweisen, dass Teilnehmer mit dem Kriegergen aggressiver auf Provokationen reagierten: In einem Wirtschaftsspiel waren sie eher bereit, einen Gegner, der ihnen ihre Einnahmen abnahm, zum Verzehr von Chilisauce zu nötigen.

Das Kriegergen scheint zudem die Gehirnstruktur zu verändern. In einer Studie der amerikanischen Gesundheitsforschungsbehörde NIH fanden Andreas Meyer-Lindenberg und Kollegen heraus, dass dieses Gen bei Männern das Volumen der Amygdala, des vorderen Cingulums und des orbitalen Cortex um acht Prozent reduziert. All diese Bereiche sind bei antisozialem Verhalten und Psychopathie beteiligt.

Bei Männern wirkt sich das Kriegergen besonders aus, weil es sich auf dem X-Chromosom befindet, einem der beiden Geschlechtschromosomen. Das zweite dieser Chromosomen ist das Y-Chromosom. Das Kriegergen ist auf etwa 30 Prozent aller X-Chromosomen vorhanden. Wie wir bereits aus dem Schulunterricht wissen, besitzen Frauen die Chromosomenkombination XX, Männer hingegen die Kombination XY. Wenn nun ein männliches Kind von der Mutter nur ein X-Chromosom mit der wenig aktiven Genvariante erbt, ist es definitiv beeinträchtigt, weil kein zweites Gen dagegen halten kann. Frauen erben je ein X-Chromosom von Vater und Mutter. Nach der Befruchtung und den ersten Zellteilungen wird jeweils eines dieser Chromosomen per Zufallsprinzip deaktiviert. Bei manchen Genen hingegen, darunter MAO-A, bleiben beide Chromosomen aktiv. Frauen sind daher von der Genvariante nur betroffen, wenn das weniger aktive MAO-A-Gen auf beiden X-Chromosomen vorhanden ist. Erst dann haben auch sie nicht ausreichend MAO-A und damit zu viel Serotonin. Deshalb sind Frauen weniger empfänglich für die Wirkung des Kriegergens. Wenn auf jedem X-Chromosom mit 30-prozentiger Wahrscheinlichkeit ein Kriegergen vorliegt, sind Frauen zu 30 Prozent mal 30 Prozent, also neun Prozent, selbst betroffen. Das erklärt zumindest ansatzweise, weshalb es in einer Population im Durchschnitt mehr aggressive Männer als aggressive Frauen gibt. Zusätzlich erhöht wird dieser Unterschied durch das Vorliegen von Testosteron, welches das aggressive Verhalten beim Mann stärker beeinflusst als bei der Frau.

Zum besseren Verständnis der genetischen Grundlagen der Psychopathie könnte man auch einen Blick auf das Gen werfen, das für den Serotonintransporter zuständig ist. Bei diesem Transportmolekül handelt es sich um ein Protein, welches über ein Vakuum das Serotonin aus der Synapse löst und zur erneuen Verwendung in die Serotoninneuronen schleust. Neben dem Gen, das diesen Transporter kodiert, liegt ein DNA-Stück, welches diese Produktion anstößt. Eine lange Variante dieses »Schalters«, die zu einer Überproduktion des Transporters führt und dazu das Serotonin zurückgehen lässt, das in den Synapsen herumhängt, hat großen Einfluss auf die Wirkung von Drogen wie Amphetamin, Kokain und Ecstasy, aber auch auf posttraumatische Belastungsstörungen und aggressives Verhalten bei Alzheimer-Patienten. Der Hochrisikotyp dieses Promoters wird zudem mit Alkoholsucht, Depressionen, Sozialphobie, Bluthochdruck, Zwangsstörungen und sogar Schwierigkeiten beim Empfinden und Zeigen romantischer Liebe in Verbindung gebracht. Es ist also nicht unbedingt die Genvariante, die man erben oder vererben möchte.

Neben Serotonin scheint auch Dopamin bei Psychopathie eine Rolle zu spielen. 2010 konnte Joshua Buckholtz von der Universität Vanderbilt nachweisen, dass psychopathische Züge offenbar mit höherer Dopaminfreisetzung im Gehirn einhergehen. Mehr Dopamin bedeutet auch ein größeres Verlangen nach Belohnungen. Gene, welche die Dopaminübermittlung erhöhen, könnten also das Suchtverhalten erklären, das bei Psychopathen häufig beobachtet wird, die immer mehr Stimulation suchen, ob durch Drogen, Sex oder erschreckende Gewalttaten.

Auch das Gen, welches das Hormon zur Freisetzung von Corticotropin (CRH) erzeugt, dürfte mit Psychopathie zu tun haben. CRH aktiviert die körpereigene Stressreaktion. Häufig tritt kurz vor dem Rückfall eines Süchtigen ein Anstieg ein. In der Amygdala scheint CRH ein intensives Gemisch aus Verlangen, Verlustgefühl und Angst zu erzeugen. Dieses Gefühl tritt ein, wenn ein geliebter Mensch stirbt, wenn jemand ständig in Angst lebt und wenn ein Süchtiger einen Entzug durchläuft, was eine andere Version von »Verliere etwas, das du liebst« darstellt. Bei Menschen mit gedrosselten Allelen der Gene, die das CRH und andere Stresshormone oder deren Rezeptoren steuern, wirken sich Stress und Angst weniger stark aus, wie man bei gewissen Psychopathen beobachten kann.

Durch den über die Amygdala aktivierten Stress werden normalerweise wiederum die serotonin-produzierenden Nervenzellen im Hirnstamm aktiviert. Daher können akute Angst und Stress rasch eine Serotoninausschüttung in Gang setzen, welche den Stress letztlich wieder reduziert. Wenn ein normaler Mensch sich ärgert, schaltet das Serotonin die

Stressschleife relativ bald wieder aus, und der Mensch kann sich beruhigen. Bei einem impulsiven Hitzkopf hingegen lässt sich der Stresserreger, der die verärgerte Reaktion auslöst, eventuell nicht durch Serotonin abschalten, wenn die Hirnareale, die normalerweise auf Serotonin ansprechen, in ihrer Funktion gedrosselt sind, oder wenn nicht ausreichend Serotonin freigesetzt wird.

Die individuelle Reaktion hängt von den Wechselwirkungen all dieser Substanzen in den limbischen Bereichen ab, die das Serotonin beeinflussen, also von Transporter, MAO-A, den jeweiligen Serotoninrezeptor-Subtypen und bestimmten Enzymen. So kommt es, dass der Ärger mitunter nicht nach wenigen Minuten verraucht, sondern viele Stunden anhält. Angesichts der vielen Variablen und gewisser Unterschiede in den frühen Entwicklungsstadien der limbischen Strukturen, die sowohl durch die Gene als auch durch Stress der Mutter beeinflusst werden, ist es leicht nachvollziehbar, warum Menschen auf so überaus unterschiedliche Weise mit Stress und Ärger umgehen. Bei Psychopathen gibt es ebenfalls Subtypen, doch angesichts der bei ihnen vorliegenden Unterfunktion von Amygdala, orbitalem und ventromedialen Cortex und cingulärem Cortex empfinden sie häufig von Anfang an wenig Stress und Angst.

Zu den Genen zur Regulierung der Empathie, die für das Verständnis der Ursachen der Psychopathie sehr interessant sind, gehören diverse Allele, welche die Funktion der Hormone Oxytocin und Vasopressin im Gehirn regulieren. Oxytocin dämpft im sozialen Kontext die Furchtreaktion der Amygdala und fördert das Vertrauen. Bei Frauen wird es vor allem bei einer Geburt, beim Stillen, aber auch beim Sex in hoher Konzentration freigesetzt. Vasopressin erleichtert insbesondere Männern die partnerschaftliche Bindung. Mäuse mit Vasopressinrezeptoren im Belohnungszentrum des Gehirns werden monogam. 2005 bis 2010 erschienen diverse Studien, welche die Rolle dieser Allele bei der Empathie hervorheben, unter anderem von Elizabeth Hammock und Larry Young (Emory Universität), Bhismadev Chakrabarti und Simon Baron-Cohen (Universitäten Reading und Cambridge), Thomas Insel (National Institute of Mental Health), Dacher Keltner, Sarina Rodrigues und Kollegen (Universität Kalifornien, Berkeley) sowie Paul Zak (Claremont Graduate University). Paul Zak konnte kürzlich nachweisen, dass die Gene für den Testosteronrezeptor auch Großzügigkeit und Empathie beeinflussen.

Die Merkmale Empathie und Aggression sowie die ihnen zugeordneten Gen-Allele scheinen ein Ansatz zum Verständnis der Psychopathie zu sein. Allerdings konnten bisher keine Gene identifiziert werden, die einen deutlichen Hinweis auf andere wichtige Merkmale von Psychopathen geben, wie Größenwahn, Redegewandtheit, pathologisches Lügen und ein Mangel an Ethik und Moral. Wahrscheinlich führt der Weg zum Verständnis dieser typischen Verhaltensweisen und Charakterzüge zunächst über eine Analyse der Gehirnanatomie und veränderter Verdrahtungsmuster im Gehirn. Wir müssen erst die Frage lösen: »Welche Strukturen im Gehirn sind an diesen Funktionen beteiligt?«, bevor wir nach entsprechenden genetischen Informationen für die Frage »Welche Gene beeinflussen diese Funktionen?«, suchen können.

Zwischen 2007 und 2009 wuchs das Verständnis dafür, dass die meisten komplexen adaptiven Verhaltensweisen beim Menschen vermutlich nicht nur durch ein Gen, sondern durch Dutzende Gene beeinflusst werden. Damals entdeckte das eine Labor beispielsweise ein Gen, das an der Entwicklung von Schizophrenie beteiligt war, und gab dieses Ergebnis bekannt, während ein anderes Labor auf ein anderes Gen dafür stieß.

Wieder andere Forschungseinrichtungen versuchten, diese Ergebnisse zu reproduzieren, konnten jedoch keine statistisch signifikanten Zahlen erreichen. Es war eine frustrierende Arbeit, bei der man sich mitunter fragte, ob hier nicht viele schlechte Daten veröffentlicht wurden. Erst als man große Probandengruppen erfasste, stellte sich heraus, dass für die jeweilige Störung nicht ein oder zwei Gene verantwortlich waren, sondern 15 bis 20 Gene zusammenwirken mussten, von denen jedes ein paar Prozent zur Varianz der Symptome beitrug.

Im Gegensatz zu den Genen, die Augen- und Haarfarbe festlegen, ließen sich die meisten dieser Gene nicht als dominant oder rezessiv einstufen. Komplexe Verhaltensweisen, die von zahlreichen interaktiven Genen gesteuert werden, stehen zugleich unter dem Einfluss einer Unzahl von Regulatoren für diese Gene. Aggression beispielsweise ist ein komplexes Verhalten, das durch die Interaktion von Genen beeinflusst wird, welche Serotonin, Norepinephrin, Dopamin, Androgen und zahlreiche andere Zellfunktionen regulieren. Das An- oder Ausschalten eines einzelnen Gens entscheidet daher nicht darüber, ob jemand gewalttätig oder eher passiv wird. Die Etiketten *dominant* und *rezessiv* werden in der üblichen Diskussion von Genen und deren Regulatoren, die auf das Verhalten einwirken, somit nicht vergeben.

Angesichts der Komplexität dieser genetisch gesteuerten Systeme wäre also jegliche Schlussfolgerung aus dem Nachweis, ob ich das Kriegergen besäße (was eine gründliche genetische Analyse ergeben sollte), wenig stichhaltig. Erst eine ganze Reihe »schlechter« Gene hätte mich beunruhigt.

Allerdings hatte ich es nicht eilig, hier mehr zu erfahren. Dianes Eltern waren beide an der Alzheimer-Krankheit verstorben, so dass ich mich in erster Linie darum sorgte, ob sie oder die Kinder entsprechende Gene geerbt hatten. Ihre Gehirne sahen jedoch gesund aus; es gab keinerlei Hinweis auf kognitiven Abbau. Darum erschien mir die genetische Untersuchung meiner Familie weniger dringend. Die Enthüllungen über meine gewalttätigen Vorfahren reichten ebenso wenig aus, um eilends Genuntersuchungen anzustreben. Zwei Monate zuvor hatte mein auffälliges Gehirnbild mich noch fasziniert, aber inzwischen war das längst nicht mehr so interessant. Zudem hatte ich mit anderen Projekten zu tun. Abgesehen von meinen Vorträgen über Serienmörder war ich dabei, zwei Biotechunternehmen aus dem Boden zu stampfen. Zusätzlich analysierte ich im Rahmen separater Studien zu Alzheimer-Krankheit und Schizophrenie entsprechende Gehirnaufnahmen und genetische Zusammenhänge.

Der Zeitraum von 2006 bis 2009 war auch für unsere Studien zum Thema *Imaging Genetics* überaus spannend, wo wir mit modernen Bildgebungsverfahren erforschten, welche Prozesse bei bestimmten kognitiven Abläufen auf Molekularebene im Gehirn stattfinden. Wir waren zwei neuen Genen für Schizophrenie und einem neuen Gen für die Alzheimer-Krankheit auf den Fersen. Dafür entwickelten wir eine völlig neue Methode für den Gennachweis, welche Zeit und Kosten der Entdeckung krankheits- und störungsrelevanter genetischer Allele um Klassen verbesserte. Um ein Gen zu lokalisieren, das mit einer Erkrankung wie Schizophrenie in Verbindung stand, brauchte man zuvor um die 3000 Probanden, von denen ein Teil schizophrene Symptome zeigte, ein anderer Teil nicht, und dann wurde geprüft, ob ein bestimmtes Gen bei den Symptomträgern vielleicht häufiger vorkam. Wir entwickelten eine statistische Methode, die über diverse Gleichungen die genetischen Informationen mit den jeweiligen Daten aus Bildgebungsverfahren und psychologischen Tests verbinden konnte. Auf diese Weise brauchte man nur noch 300 und teilweise sogar nur 30 Probanden, um ein in Frage kommendes Gen zu identifizieren. Dank dieser Technik ließ sich auch bestimmen, welche Patienten auf bestimmte medikamentöse oder andere Therapien gegen Schizophrenie, Parkinson-Krankheit oder Depressionen am besten ansprachen, und ebenso rasch konnte man die Patienten ermitteln, die am ehesten unter unerwünschten Wirkungen solcher Behandlungen leiden würden. Künftig musste man einen Patienten dann hoffentlich nicht mehr wie ein Versuchskaninchen monatelang probeweise mit einem Mittel nach dem anderen behandeln, sondern wüsste gleich den richtigen Ansatz. So wollten wir den leidenden Menschen helfen und gleichzeitig Behandlungskosten sparen.

Das Forscherteam für die *Imaging Genetics,* bestehend aus Steven Potkin, Fabio Macciardi, David Keator, Jessica Turner und diversen hochkarätigen Technikern und Mitarbeitern auf dem ganzen Campus der Universität Irvine (UCI), arbeitete damals auf Hochtouren. Diese Dynamik und das Ringen um die nötigen Papiere, Stipendien und Dokumente sowie die entsprechenden Vorträge waren für alle eine große Herausforderung. In einem solchen Mahlstrom wissenschaftlicher Begeisterung konnte mein Scan zumindest bis auf Weiteres nur allzu leicht in Vergessenheit geraten.

Hinzu kam, dass Tests auf die Kriegergene und andere aggressionsbezogene Gene keineswegs einfach sind. Man benötigt dafür beispielsweise eine GWAS (genomweite Assoziationsstudie), welche Proben von mehreren Millionen Einzelnukleotid-Polymorphismen (SNP) vergleicht, deren räumliche Nähe zu bestimmten Genen darauf hindeutet, dass sie an der Entstehung bestimmter Merkmale und Erkrankungen beteiligt sein könnten. Diese Technik ist inzwischen gut standardisiert und relativ preiswert. Allerdings ist die GWAS in mehrfacher Hinsicht nur begrenzt aussagefähig: Jedes Chromosom besitzt über drei Milliarden Basenpaare (also sechs Milliarden pro Chromosomenpaar), sodass selbst unter Berücksichtigung von SNP als »Stellvertreter« für weitere DNA-Varianten nicht einmal ein Prozent des Genoms erfasst werden kann. Daher kann bei dieser Methode auch bei bestem Ausgangsmaterial viel untergehen.

Die einzige Methode, den kompletten genetischen Code eines Menschen zu bestimmen, ist die Erfassung des gesamten Genoms, also aller drei Milliarden Basenpaare, plus die Sequenzierung diverser anderer Elemente. Die Kosten für derartige Analysen sind mittlerweile von mehreren Hundert Millionen Dollar auf mehrere Tausend pro Genom gesunken, und es gibt bereits Angebote, das Erbgut eines Menschen für unter tausend Dollar pro Person zu analysieren. Diese Kostenangaben führen allerdings in die Irre, denn der geringere Preis geht nicht mit einer tatsächlichen gründlichen Auswertung einher, sondern listet lediglich die Sequenzen auf. Das ist, als wenn man jemandem, der nur Englisch spricht, ein tausendseitiges Buch übergibt, das mit mongolischen Schriftzeichen und in Navajo-Syntax geschrieben ist. Für einige tausend Dollar erhält man bereits Analysen, die immerhin den Code übersetzen, aber immer noch nicht die Syntax. Was diese Codes bedeuten, kann nach wie vor nur ein sehr erfahrenes Team herausfinden, in dem ein Genetiker, ein Statistiker, ein Epidemiologe, ein Zellbiologe und ein passender Facharzt (zum Beispiel ein Psychiater, ein Kardiologe oder ein Immunologe) eng zusammenarbeiten. Das sind die wahren Kosten, die sich hinter einer vollständigen Genanalyse verbergen.

Es wird Zeit für Sequenzierungsprojekte, die kognitive Erkenntnisse, Stoffwechselvorgänge und Bildgebungsverfahren für das Gehirn zusammenführen, um komplexe menschliche Merkmale bei Störungen wie der Psychopathie in nie dagewesener Weise zu untersuchen. Hierfür gibt es bereits erfolgreiche Beispiele bei komplexen Erkrankungen, wo einzelne Fachgebiete wie die Genomik (Gene und entsprechende Nukleidsäuren im Zellkern), Transkriptomik (jeweilige mRNA-Mengen im Gewebe), Proteomik (jeweilige Proteinmengen und deren Interaktionen in bestimmten Gewebearten) und Metabolomik (Nachweis von mehreren tausend Hormonen, Stoffwechselprodukten, Zucker und anderem in Blut und Urin und deren dynamische Interaktionen über bestimmte Zeiträume hinweg) bisher nicht weiterkamen. Dank der Fortschritte bei der Analyse des Genoms und komplexer Zusammenhänge, die sich in einem gemeinsamen Rahmen darstellen lassen, sind personalisierte Genomik und personalisierte

Medizin nicht mehr lediglich Zukunftsmusik, sondern rücken in greifbare Nähe.

Jedenfalls sollte es noch eine ganze Weile dauern, ehe sich jemand die Zeit nahm, meine Gene einmal gründlich unter die Lupe zu nehmen. In den Jahren, die zwischen dem Einsenden meiner Blutprobe und dem Erhalt meiner Genanalyse verstrichen, fragte ich mich hin und wieder, was diese Analyse mir wohl über die Bedeutung meiner Gehirnaufnahme verraten würde. Aber ich machte mir nie Sorgen, womöglich in die Fußstapfen von Thomas Cornell zu treten.

# 5 Ein drittes Standbein

Ich hatte also das Gehirn eines Psychopathen. Und ich hatte entsprechende Vorfahren in meiner Ahnenreihe, also möglicherweise auch die Gene eines Psychopathen. Dennoch unterschied ich mich deutlich von den Serienmördern, mit denen ich mich beschäftigt hatte. Das passte nicht zusammen, und solche Ergebnisse lassen einen Wissenschaftler nicht zur Ruhe kommen.

Obwohl der Verlust bestimmter Hirnfunktionen in meinen limbischen Arealen mit dem Profil der Nervenaktivität von Psychopathen aus meinem und anderen Laboren übereinstimmte, registrierte ich im Folgejahr weitere Einzelfallberichte von Menschen mit entsprechenden Hirnschädigungen, die weder Mörder noch Psychopathen waren. Das deutete für mich darauf hin, dass für die Entstehung von Psychopathie zwar möglicherweise gewisse Hirnschäden oder Funktionsverluste *notwendig* sind, aber nicht *ausreichend.* Es musste also noch weitere Faktoren geben.

Selbst eine kritische Erbgutausstattung hätte mich nicht als Bösewicht gebrandmarkt. Nach wie vor bestand zwischen Genen und Psychopathie keine nachweisliche Verbindung, nur zwischen dem MAO-A-Allel und dem Gewaltpotenzial. Ich prüfte alle Fallstudien, die ich in der Literatur und bei meiner Arbeit finden konnte. Dabei stellte ich fest, dass alle Psychopathen – einschließlich Diktatoren –, von denen psychiatrische Berichte aus ihrer Jugend existierten, misshandelt oder missbraucht worden waren. Oft hatten sie zudem einen oder beide biologischen Eltern verloren. In Einzelfällen mag dies nicht zutreffen, aber ich konnte keine gegenteiligen Beispiele entdecken. Mitunter bestritt ein Mörder frühe Misshandlungen, doch viele Menschen wollen derartige Dinge nicht zugeben. Erst später wird dann bekannt, dass sie sich entweder zu sehr für das schämten, was geschehen war, oder den erwachsenen Täter schützten, der in der Regel zur Familie zählte.

Außerdem war vielen Studien zu entnehmen, dass ein hoher Prozentsatz der Psychopathen im Gefängnis in der frühen Kindheit körperlich oder emotional misshandelt beziehungsweise sexuell missbraucht worden war. Eine kleinere Untersuchung an 35 psychopathischen Kriminellen in Jugendhaftanstalten ergab bei 70 Prozent schwere Misshandlungen in der Kindheit. Wenn wir berücksichtigen, dass die frühesten verlässlichen Erinnerungen an Kindheitsereignisse nur bis ins Alter von drei bis vier Jahren zurückreichen, können wir davon ausgehen, dass bei den erwachsenen kriminellen Psychopathen ein noch höherer Prozentsatz schon im Kleinkindalter schwer misshandelt worden ist. Es erscheint denkbar, dass über 90 Prozent von ihnen in der frühen Kindheit irgendwann entsprechend gelitten hatten. Rechnet man jene Psychopathen hinzu, welche die Täter decken, kamen mir schließlich 99 Prozent als wahrscheinlich vor. An diesem Punkt überlegte ich erstmals, *weshalb* ich kein »echter« Psychopath war. Die Mörder waren misshandelt oder missbraucht worden. Ich nicht. Trotz meiner festen Überzeugung, dass wir ein Produkt unserer Gene sind, nicht der Erziehung, begann ich, darüber nachzudenken, dass Umfeld und Erziehung womöglich doch eine wichtige Rolle dabei spielen, ob jemand kriminell wird oder nicht.

Im Laufe unserer Entwicklung kann die Umwelt auf vielerlei Weise mit den Genen in Wechselwirkung treten. So existiert beispielsweise eine Korrelation zwischen Genotyp und Umwelt. Ein Kind, das genetisch bedingt zu aggressiven Verhalten neigt, benimmt sich vielleicht häufig daneben und erntet dafür feindselige Reaktionen und verbale oder körperliche Gewalt von seinen Bezugspersonen. Es kann auch sein, dass ein aggressiver Elternteil Gene für feindseliges Verhalten weitergibt und zudem seinen Kindern gegenüber eher gewalttätig reagiert. Dann ergänzen sich Gene und antisoziales Verhalten über die Generationen hinweg. Ein solches Muster könnte die mörderischen Neigungen meiner Ahnen erklären. Selbst wenn die aggressionsfördernden Gene mit der Zeit verloren gegangen sein mögen, könnte die Erwartung, dass Familien nun einmal immer so handeln, erhalten geblieben sein.

Eine weitere Form der Wechselwirkung zwischen Genen und Umwelt ist die epigenetische Prägung. Beispielsweise könnte die Tochter, die im Gegensatz zur Mutter oder Großmutter keine Elfe ist, im Zuge der Pubertät Gewicht zulegen und plötzlich der eigenen Urgroßmutter immer ähnlicher werden. Um herauszufinden, was dahintersteckt, lassen alle Familienmitglieder ihr Erbgut untersuchen, um die verantwortlichen Gene zu bestimmen. Dabei kann sich durchaus herausstellen, dass die Gene, welche Appetit und Übergewicht der pausbäckigen Tochter steuern, mit den Genen der grazileren Mutter und Großmutter besser übereinstimmen als mit denen der pausbäckigen Urgroßmutter. Als Erklärung für das zunehmende Gewicht der Tochter scheinen die Gene somit auszuscheiden. Andererseits isst sie nicht mehr als andere Leute auch. Also muss hier noch ein anderer Faktor am Werk sein. Möglicherweise liegt eine Fehlfunktion des Stoffwechsels vor. Aber welche und warum? Und plötzlich erwähnt die Nichte, die eine Doktorarbeit im Bereich Genetik schreibt, dass da noch etwas anderes von der Urgroßmutter über Großmutter und Mutter auf die Tochter übergegangen sein könnte. Dabei handelt es sich nicht um den genetischen Code selbst, sondern um eine kleine chemische Zusatzinformation, eine Markierung, die verschiedenen Genen zur Regulierung von Stoffwechsel und Übergewicht angeheftet ist.

Diese Markierung, der »epigenetische Marker«, wurde verschiedenen Genen der Urgroßmutter vielleicht hinzugefügt, als diese vor 100 Jahren in ihrer Kindheit während einer zehnjährigen Hungersnot in Irland, Polen, Bosnien oder der Bronx an Unterernährung litt. Als Reaktion auf diesen körperlichen Stress wurde der Stoffwechsel der Urgroßmutter auf Zellebene so umgestellt, dass er Energie besser nutzen und Fett einlagern sowie den Appetit erhöhen konnte, sobald wieder reichlich Nahrung bereit stünde. Unter dem Einfluss der ebenfalls stressreichen Pubertät könnte die Urenkelin dann – bei reichlichem Nahrungsangebot – mit einer Gewichtszunahme reagieren und sieht schließlich aus, wie das rundliche, aber gesunde junge Mädchen, zu dem die Urgroßmutter heranwuchs, als damals die Hungersnot in deren Heimat endete.

Manche dieser Marker werden über die männliche oder weibliche Linie vererbt, weil sie entweder auf der väterlichen oder auf der mütterlichen Seite der Familie »eingestempelt« sind.

Die epigenetische Prägung ist eine von vielen Veränderungen im Erbgut, die durch Umwelteinflüsse angestoßen werden. Im Zusammenspiel von Genen und Umwelt kommt ihr eine sehr wichtige Rolle zu.

Zur Rolle der epigenetischen Wechselwirkungen auf Stoffwechsel, Krebs und die Anfälligkeit für Infektions- und Immunkrankheiten existieren diverse aktuelle Studien. Das Thema ist jedoch auch für das Verständnis gewisser psychiatrischer Störungen von Schizophrenie bis hin zu Psychopathie von zentraler Bedeutung. Zu meinen Lieblingsszenen in dem Film *Charly* von 1968, der meine Berufswahl so nachhaltig beeinflusste, zählt die Stelle, wo der kognitiv erwachte Hauptdarsteller an die Tafel tritt und schreibt: »that that is is that that is not is not is that it it is« (»das das ist ist das das nicht ist ist nicht ist es das ist es«), und seine Lehrerin und Therapeutin dann fragt, was das bedeutet. Weil sie den Witz nicht begreift, geht er wieder zur Tafel und ergänzt die Zeichensetzung: »That that is, is. That that is not, is not. Is that it? It is.« (»Das, das ist, ist. Das, das nicht ist, ist nicht. Ist es das? Ist es.«)

Dieses Rätsel eignet sich gut als Analogie für das, was das Epigenom tut. Der Rohcode der DNA-Basenpaare wäre in diesem Vergleich »dasdasististdasdasnichtististnichtistesdasistes«, und aus der Art und Weise, wie die Rohsequenz angelegt ist, kann man die Sequenz der Worte transkribieren, die jedoch noch keinen Satz ergeben. Normalerweise würde die von der DNA auf die RNA transkribierte Nachricht in das Protein übersetzt werden, also in die ausgereiften und logischen Sätze: »Das, das ist, ist. Das, das nicht ist, ist nicht. Ist es das? Ist es.« Belastende Umwelteinflüsse können jedoch bewirken, dass bestimmten Bestandteilen der Original-DNA Marker hinzugefügt werden – eine andere Zeichensetzung, andere Abstände zwischen den Wörtern oder die Gesamtformatierung –, wodurch sich ein leichter Bedeutungsunterschied ergibt, wie zum Beispiel: »Das, das ist, ist. Das, das nicht ist, ist nicht. Ist es das? Ist es?« Dieselben Worte, dieselbe Reihenfolge, aber ein Fragezeichen am Ende, das die Botschaft verändert. Diese kleine »epigenetische« Veränderung der eigentlich mit dem Satz gemeinten »genetischen« Bedeutung ist also keine echte Mutation. Bei einer Mutation würde der Satz anders buchstabiert werden, indem beispielsweise ein Buchstabe oder mehrere eingeschoben werden oder fehlten. Eine solche Veränderung kann den Satz natürlich radikal ändern. Dann lautet er vielleicht: »Das, das ist, ist. Das, das nicht ist, ist nichts. Ist es das? Ist es.« In diesem Sinne ließe sich das Genom auch mit einem Buch vergleichen, das wir bei unserer Geburt geerbt haben, und das Epigenom mit der Art und Weise, wie wir darin lesen.

Oder denken Sie an einen Wagen, den Sie beim Händler bestellen: Die Originalteile entsprechen dem Genom, wohingegen die Feineinstellungen, mit denen wir es tunen (oder für unsere Kinder eher drosseln), die epigenetischen Veränderungen darstellen.

Epigenetische Modifikationen sind einer von vielen Gründen, warum eineiige Zwillinge nicht identisch sind. Die Rohinformation im Erbgut ist zwar dieselbe, doch gewisse stark belastende oder aber besonders förderliche Unterschiede in der Umgebung können das Verhalten während der Entwicklung und als Erwachsene verändern. Zudem kann bei eineiigen Zwillingen auch die Anzahl der vom einen oder anderen Elternteil geerbten gleichen Gene unterschiedlich sein. Das hat Einfluss auf Aussehen und Verhalten der Zwillinge. Ein dritter Mechanismus kann ein scheinbar esoterisches Phänomen einbeziehen, das durch »Retrotransposone« bewirkt wird.

Hierbei handelt es sich um kurze DNA- und RNA-Stückchen im Zellkern, welche die eigentlichen Gene umgeben. Früher galten sie als DNA-Schrott ohne erkennbare Funktion. Heute weiß man, dass diese Informationsbruchstücke keinen festen Platz haben, sondern sich wie Buchstabennudeln in der Suppe bewegen können. Sie sind in der Lage, weit voneinander entfernte Gene zu verknüpfen, selbst über verschiedene Chromosomen hinweg, und sie können die Zellfunktion verändern. Auf diese Weise können sie die »Sätze« verändern, die unsere DNA schreibt, und (meist auf dezente Weise) letztlich auch das menschliche Verhalten beeinflussen. So sind sie nicht nur für die unterschiedlichen Verhaltensweisen von eineiigen Zwillingen mitverantwortlich, sondern auch für die Frage, wann man bei Schizophrenie psychotisch reagiert, und vielleicht auch, warum bestimmte Menschen mit Depressionen sich das Leben nehmen.

Am häufigsten kommt das Epigenom wohl zum Tragen, wenn sich unter dem Einfluss belastender Umwelteinflüsse (meist früh im Leben) DNA-Fäden um Proteinspulen, die Histone, wickeln. Stressoren können winzige chemische Nebengruppen, Methyl und Acetyl, den Genen hinzufügen oder von ihnen lösen. Dabei handelt es sich nur um kleine Atomgruppen, die an DNA-Stränge gebunden sind. Solche Veränderungen können die Fähigkeit eines Gens, ausgelesen zu werden und seine Aufgabe zu erfüllen, abstellen, herabsetzen oder aber ankurbeln. Veränderungen der Genaktivität verändern wiederum die Menge der produzierten Proteine, beeinflussen so das Gleichgewicht der Neurotransmitter in den Gehirnschaltkreisen und führen so letztendlich zu veränderten Gedanken, Gefühlen und Verhaltensweisen. Solche Modifikationen sind also eine große Sache und stellen bei der Suche nach den Zusammenhängen zwischen Erbanlage und Umwelt ein zentrales Forschungsthema dar. Zu den wichtigsten Umwelteinflüssen, die derartige Methyl- und Acetylgruppen hinzufügen, zählt Stress, der beispielsweise durch Misshandlungen oder Missbrauch, pränatale Angst der Mutter, Medikamente und Drogen oder auch bestimmte Nahrungsmittel hervorgerufen werden kann. Unter Stress steigt die Ausschüttung des Hormons Kortisol, das Methyl- und Acetylgruppen von Spendermolekülen auf die DNA überträgt.

In solchen Ergänzungen liegt möglicherweise ein Schlüssel für die Ursachen – medizinisch die Ätiologie – der Psychopathie. Wenn den Genregulatoren derartige Nebengruppen hinzugefügt oder entzogen werden, wird ihre Funktion vorübergehend verändert, mal für einige Stunden, mal für Wochen, mal über Jahre hinweg. So können frühe, vorgeburtliche Belastungen wie die Einnahme von Alkohol, Drogen oder psychoaktiven Medikamenten während der Frühschwangerschaft das spätere Verhalten des Kindes beeinflussen. Am schädlichsten wirken sich jedoch negative Einflüsse um die Geburt herum aus. Umgekehrt sind äußere Einflüsse wie emotionale und körperliche Misshandlungen umso weniger prägend, je später sie auftreten. Für die Entwicklung und das spätere Verhalten als Jugendlicher oder Erwachsener sind Misshandlungen im Alter von ein bis zwei Jahren also weitaus zerstörerischer, als wenn solche Dinge erst einem sechs- oder zehnjährigen Kind widerfahren.

Bei der Prüfung der Literatur zu Umwelteinflüssen und Psychopathie fiel mir eine bekannte Arbeit von Avshalom Caspi ein, die dieser damals mit Kollegen vom Londoner King's College veröffentlicht hatte. In meinen Augen handelt es sich um den bisher schlüssigsten Nachweis für das Wechselspiel zwischen Erbgut und Umwelt. Caspi wertete Daten einer multidisziplinären neuseeländischen Langzeitstudie zu Gesundheit und Entwicklung mit rund 1000 Teilnehmern aus, die 1972 und 1973 im Laufe eines Jahres in Dunedin zur Welt kamen. Hierbei wurden ab dem Alter von drei Jahren alle paar Jahre diverse gesundheitliche und psychologische Untersuchungen vorgenommen. Dabei achtete er auf drei Faktoren: Hatten die Probanden das Kriegergen? Waren sie in der Kindheit misshandelt oder vernachlässigt worden? Zeigten sie antisoziales Verhalten? (Die Kategorie »Antisoziales Verhalten« ergab sich aus der Kombination einer diagnostizierten Störung des Sozialverhaltens mit Verurteilungen wegen Gewaltverbrechen, einer psychologischen Einstufung als gewalttätige Persönlichkeit im Alter von 26 sowie Berichten über antisoziales Verhalten von Menschen, die den Betroffenen gut kannten.) Caspi entdeckte, dass schlechte Behandlung – wie erwartet – die Tendenz zu antisozialem Verhalten erhöhte. Bei Männern mit dem Kriegergen war diese Erhöhung jedoch erheblich deutlicher. Nur zwölf Prozent der Männer wiesen die Kombination aus Misshandlung und

Kriegergen auf, aber auf sie entfielen 44 Prozent der Verurteilungen als Gewalttäter – sie richteten also viermal mehr Schaden an. Insgesamt verhielten sich 85 Prozent der Männer mit Kriegergen, die schwer misshandelt worden waren, später antisozial. Bei Frauen war das Ergebnis ähnlich, wobei diese seltener gewalttätig wurden. Eine spätere Metaanalyse, die Caspi und seine Kollegen an ähnlichen Studien durchführten, ergab, dass das Kriegergen die Aggressionen sogar ohne Misshandlungen oder Missbrauch in der Kindheit erhöht, allerdings in deutlich geringerem Maße.

Die ersten Monate nach der Geburt werden mitunter als das »vierte Schwangerschaftsdrittel« bezeichnet. In diesem ausgedehnten Zeitraum findet etwas statt, was bei anderen Säugetieren schon vor der Geburt abläuft. Deshalb ist die Umwelt bereits während der Säuglingszeit von besonderer Bedeutung. Ab der Geburt reagiert die Gehirnentwicklung mehrere Monate lang sehr empfindsam auf Umwelteinflüsse. In dieser Zeit sollte ein Mensch keinem intensiven Stress ausgesetzt sein – hier kommt es entscheidend auf ein gutes, sicheres Umfeld an. Natürlich bleibt ein Kind sehr lange schutzbedürftig, doch je jünger es ist, desto wichtiger ist die liebevolle Versorgung.

Psychopathie bildet sich in unterschiedlicher Form heraus, je nachdem wann das Gehirn geschädigt wurde. Wenn bei einem Zweijährigen der orbitale Cortex Schaden nimmt, welcher an der Herausbildung von Ethik und Moral beteiligt ist, entwickelt er unter Umständen nie ein Gefühl für falsch und richtig und kann schwer psychopathisch werden. Tritt die Schädigung erst im Alter von acht Jahren ein, so hat der orbitale Cortex bereits anderen Bereichen im Gehirn ein Verständnis für falsch und richtig vermittelt. Allerdings wird dies den Betroffenen nicht davon abhalten, etwas Falsches zu tun, weil der orbitale Cortex auch für die Verhaltenshemmung zuständig ist. Wenn die Verletzung erst im Teenageralter zustande kommt, unterscheidet die Person zwischen falsch und richtig, und andere Anteile des Gehirns, die ebenfalls zur Verhaltenshemmung beitragen, sind reif genug, um die Impulskontrolle zu unterstützen, wenn der orbitale Cortex ausfällt. In Stresssituationen reicht diese Hemmschwelle jedoch nicht unbedingt aus.

Aber auch ohne eine spezielle Hirnschädigung können später noch diverse psychiatrische Erkrankungen auftreten.

Die Entwicklung der Großhirnrinde verläuft gemäß einem klaren Schema, wobei ein großer Teil des ventralen und orbitalen Cortex sich in der frühen und späteren postnatalen Periode rascher entwickelt als der dorsale präfrontale Cortex. Das bedeutet, dass das limbische (emotionale) Gehirn deutlich vor dem denkenden (kognitiven) Gehirn zu reifen beginnt. Wenn später, in der Pubertät, ganze Salven an Sexualhormonen (Steroiden) freigesetzt werden, kommt die Verbindungsfähigkeit dieser Cortexbereiche zur Ruhe, und sie werden weniger anpassungsfähig. Deshalb erscheinen Kinder in der Vorpubertät und Pubertät mit einer verzögerten Entwicklung des präfrontalen Cortex zunächst intellektuell langsamer. Die andere Seite der Medaille ist, dass diese Entwicklung bei vielen dieser Spätzünder nur verzögert verläuft, und ihre plastischeren präfrontalen Synapsen die Lernfähigkeit in diesem Entwicklungszeitraum fördern. Das erklärt vielleicht, warum der messbare Intelligenzquotient (IQ) sich bei der Messung in der Pubertät und später beim jungen

Erwachsenen deutlich unterscheiden kann. Andere Teenager scheinen zunächst mit einem höheren IQ und besseren intellektuellen Fähigkeiten ins Rennen zu gehen, doch später relativiert sich der Abstand zu Gleichaltrigen. Der IQ ist stets ein Wert, der in Relation zum Alter steht. Solche Schüler und Studenten sind also nicht unbedingt »dümmer« geworden, sondern wirkten nur aufgrund ihrer anfangs schnelleren Entwicklung zunächst schlauer als Gleichaltrige, während ihre Entwicklung in der Mitte und gegen Ende der Teenagerjahre viel langsamer verläuft.

Der nächste wichtige präfrontale Reifungsschritt setzt beim jungen Erwachsenen in den Jahren um den zwanzigsten Geburtstag ein. Zu diesem Zeitpunkt reift die Reaktion des präfrontalen Cortex auf Dopamin und die anderen wichtigen Monoamin-Neurotransmitter, Serotonin und Norepinephrin aus, und es kommt zu einer Differenzierung in den verschiedenen Schichten dieser Bereiche des Neocortex. Irgendwann zwischen zwanzig und dreißig ist das Gehirn dann mit der abgeschlossenen Feinschichtung dieser Neurotransmitter weitgehend »erwachsen«.

Eine wichtige und logische Konsequenz aus diesem Entwicklungsschritt ist, dass auch Krankheiten, an denen die Monoamine beteiligt sind – also zum Beispiel Schizophrenie und bipolare Störung –, sich zu diesem Zeitpunkt häufig erstmals durch Symptome manifestieren. Bei einem jungen Collegestudenten tritt der erste psychotische Schub vielleicht in den ersten Weihnachtsferien auf. Alarmierende Probleme werden vielleicht dem Stress oder dem Versagen bei den ersten wichtigen Prüfungen zugeschrieben, der Trennung von der großen Liebe an der High School oder anderen Stressfaktoren. Man könnte derartige Ereignisse jedoch auch als unausweichlich betrachten – zumindest bei einer genetischen Prädisposition zu Schizophrenie –, weil der präfrontale Cortex inzwischen so hoch entwickelt ist, dass er auf größere Belastungen mit einem psychotischen Schub reagiert.

Irgendwelche besonders stressreichen Ereignisse gibt es in jenen jungen Jahren immer, ob Prüfungen, Liebeskummer oder die Herausforderungen des ersten Jobs. Aber wie können Stressfaktoren solche monoamin-bezogenen psychotischen Schübe in Gang bringen? Nun, bei Stress setzen die Nebennierenrinden »Kortisol-Bomben« frei, die nicht nur das Immunsystem unterdrücken, sondern auch das COMT-Enzym blockieren, besonders im präfrontalen Cortex. Diese Enzymblockade führt zu einem Dopaminanstieg, der den Cortex überflutet und das Feuern der Neuronen verändert, was bei Schizophrenie mit einer schlechteren Filterung von Sinneseindrücken, einer veränderten Signal-Geräusch-Verarbeitung durch die Neuronen, und neuronaler Aktivität, die von der äußeren Realität losgekoppelt ist, einhergehen kann. Hinzu kommen drastische Stimmungsschwankungen.

Das sind verbreitete Symptome bei verschiedenen Formen von Schizophrenie, bipolarer Störung, Zwangsstörungen und bestimmten Persönlichkeitsstörungen. Es geht dabei stets um psychiatrische Probleme einer bestimmten Entwicklungsstufe, die bei Heranwachsenden zu Tage treten. Für die Entwicklung des präfrontalen Cortex könnten echte Herausforderungen wie College-Eintritt, erste enge Paarbeziehung und insbesondere Militäreinsätze zu keinem schlechteren Zeitpunkt kommen.

Das ist übrigens auch ein großes Thema für die Streitkräfte. Zwischen einem 18-Jährigen und einem 22-Jährigen liegen Welten. Deshalb ist es absurd, halbe Kinder in den Krieg zu schicken, bei denen die aktive Entwicklung des Frontallappens noch nicht abgeschlossen ist. Beim Militär werden zwar psychologische Tests eingesetzt, um sicher zu gehen, dass die Rekruten geistig und seelisch gesund sind, aber das sagt nichts darüber aus, wie es ihnen zwei Jahre später gehen wird. Wenn wir schon Krieg führen müssen, sollten wir Soldaten daher frühestens mit 22 oder 23 in den Einsatz schicken.

Häufig fällt Psychopathie erst zwischen zwölf und 19 Jahren auf, mitunter aber auch schon bei Drei- und Vierjährigen. Das liegt vermutlich daran, dass die Entwicklung und Reifung des ventralen Systems (orbitaler Cortex und Amygdala) weit früher einsetzt als die des dorsalen Systems. Eine unzureichende Aktivität dieser Areale, die mit Psychopathie in Verbindung zu stehen scheint, ist also schon früher zu beobachten. Auch hier zeigt sich, dass eine psychiatrische Erkrankung erst dann voll zum Ausdruck kommt, wenn die Reifung der beteiligten Hirnareale und ihrer Hauptverbindungen einsetzt. Umgekehrt ausgedrückt: Etwas, das noch nicht existiert, kann nicht zerbrechen. Die präfrontale Entwicklung endet normalerweise mit Mitte Zwanzig, und erst mit etwa Mitte Dreißig scheinen alle Schaltkreise im Gehirn ausgewogen und im Gleichgewicht zu sein.

Welche Verhaltensweisen bei kleinen Kindern tatsächlich auf Psychopathie hindeuten, ist schwer zu sagen. Erfahrene Ärzte und viele Eltern sagten, sie könnten es sehen. Auffällig ist, wie ein Kind uns ansieht: Es scheint mitten durch die andere Person hindurch oder an ihr vorbei zu blicken, als wäre ihm deren Anwesenheit gleichgültig. Solche Kinder zeigen auch sehr wenig Furcht und können ziemlich waghalsig sein. Außerdem beginnen sie schon früh, andere zu manipulieren. Manche, besonders Mädchen, können schon mit fünf Jahren hypersexuell auftreten, was häufig eine andere Form versuchter Manipulation ist. 1963 nannte der Psychiater John Macdonald drei kindliche Verhaltensweisen, die auf spätere Gewalttätigkeit hindeuten sollten: Bettnässen, Zündeln und Tierquälerei. Diese »Macdonald-Triade« ist ebenso bekannt wie umstritten. Bettnässen ist kein aussagekräftiger Indikator, und Zündeln ist – wie auch Tierquälerei – bei Jungen relativ verbreitet und kann auf anderen Faktoren wie Angst oder den falschen Freunden beruhen.

Manche Gene, die riskant werden können, wenn ein Kind Stressfaktoren ausgesetzt ist, können sich als segensreich erweisen, wenn das Kind in einer gesunden Atmosphäre aufwächst. Seit 2011 haben mich bei meinen Auftritten drei Journalisten und Fernsehproduzenten angesprochen, die sagten, sie hätten mit Psychologen geredet, die mich und meine Familie bei Fernsehinterviews beobachtet hätten. Sie bezeichneten mich als »Indigokind« oder »Orchideenkind«. Diese Ausdrücke hatte ich bereits früher gehört und als pseudo-wissenschaftlichen New-Age-Humbug abgetan. Als ich jedoch die Liste der Merkmale durchging, die diese Forscher den Produzenten vorgelegt hatten, und mit meinen Kindheitserinnerungen verglich, fielen mir tatsächlich Parallelen auf. Beispielsweise wirken Indigokinder empathisch, unabhängig, störrisch, wissbegierig und zielgerichtet. Sie haben einen hohen IQ, eine ausgeprägte Intuition, und sie verabscheuen Autoritäten. Diese Eigenschaften passten durchaus zu dem, wie andere mich offenbar in der Pubertät erlebt hatten, könnten aber vielen Kindern zugeschrieben werden.

Orchideenkinder wiederum sind in frühen Entwicklungsphasen extrem empfindsam. Wenn sie in der Jugend schlecht behandelt werden, welken sie. Um zu erblühen, brauchen sie sehr viel Liebe. Hierin unterscheiden sie sich der Beschreibung nach von der breiten Mehrheit aller Kinder, die relativ robust sind und sich auch ohne optimale Startbedingungen gut schlagen (»Löwenzahnkinder«). Tatsächlich könnte diese zweite Theorie biologisch begründbar sein. Kinder, welche die seltenere, kurze Form des Serotonin-Transporter-Gens erben, dank derer mehr Serotonin in den Synapsen aktiv bleibt, reagieren weniger empfindlich auf unangenehmes Verhalten als Kinder mit der langen Genvariante. Eine vergleichbare Entdeckung gelang Avshalom Caspis' Gruppe im Jahr 2009 an der Duke Universität für das Gen, welches den Rezeptor für den wichtigen Stressregulator CRH steuert (corticotropic-releasing Hormon).

Der Nachweis dieser beiden genetischen Allele bei derartigen Orchideenkindern würde also die These untermauern, dass solche Kinder auf frühe Umwelteinflüsse besonders empfindlich reagieren, ob zum Guten oder zum Bösen. Und natürlich lag nichts näher, als diesen Test bei mir selbst durchzuführen. Noch interessanter fand ich die Frage, ob mich die ganze Familie womöglich extra liebevoll und positiv behandelt hatte, weil sie so etwas gespürt hatten. Ich habe wirklich viel Unterstützung erhalten. Früher hätte ich das kaum zugegeben, doch heute glaube ich, dass ich unter anderen Umständen durchaus der Anführer einer richtig üblen Organisation hätte werden können. Ich wäre bestimmt ein guter Bandenchef gewesen.

Als Wissenschaftler plädiere ich für Gentests bei der Geburt, um herauszufinden, welche Kinder besonders stressanfällig sind, obwohl ich als Libertarier dagegen bin. Solche Tests wären ein Schlüsselelement, um zu verhindern, dass weitere Psychopathen heranwachsen. Wenn wir zu diesem frühen Zeitpunkt genügend Marker hätten (Gene oder die Messung galvanischer Hauptströme oder EEGs oder andere preisgünstigere Methoden), wüssten wir, welche Kinder wir frei herumstromern und ihre Kämpfe selbst ausfechten lassen können und welche besonders schutzbedürftig sind. Man könnte die Tests durchführen, als persönliche Information unzugänglich lagern und Eltern erst auf Anfrage zur Verfügung stellen.

Ich möchte den Einfluss der Umwelt auf die Entwicklung keineswegs übermäßig betonen. Kinder lernen vieles ganz ohne ausdrückliche Anleitung aus eigener Kraft, zum Beispiel Lachen, Laufen und Sprechen. Selbst komplexere Anpassungsleistungen wie die Persönlichkeitsentwicklung geschehen von selbst. Kinder sind formbar, aber diese Formbarkeit ist in den Extremen besonders ausgeprägt. Ohne schwere Misshandlungen oder extreme genetische Veranlagung sind die meisten Kinder am Ende völlig in Ordnung. Lieder und Spiele mit erzieherischen Zielen sind ein Milliardengeschäft, und manche Eltern wählen für ihre Kinder eine besondere Ernährungsform, um deren Entwicklung zu beeinflussen. Allerdings existieren zu den dadurch erreichten Veränderungen wie einem besseren Abschneiden bei räumlichen Aufgaben, Aufmerksamkeitsspanne und Hand-Auge-Koordination kaum Langzeitstudien. Manche Menschen möchten ihre Kinder vor jeder Belastung bewahren – auch das ist Unfug. Jeder,

der Kinder großgezogen hat, weiß, dass kein Kind sich je so entpuppt, wie man früher einmal dachte. Wir haben nur wenig Einfluss darauf, was für Erwachsene unsere Kinder einmal werden. Das haben Kinderneurologen mir bestätigt. Wenn man ein Kind nicht gründlich verkorkst, geht es seinen Weg.

Nachdem ich meine Gehirnaufnahme und meine Familiengeschichte kannte, überlegte ich, welche Rolle Familie, Erziehung und Umwelt bei der Entwicklung spielen – vermutlich der Hauptfaktor, der mich vor dem Zuchthaus bewahrte – und was das für meine Theorie der Psychopathie bedeuten könnte. Bisher gab es keine schlüssige Erklärung, die alle Symptome der Psychopathie abdeckte. Das lag teilweise daran, dass Psychopathen Persönlichkeitsmerkmale aufweisen, die auch bei anderen Störungen zu beobachten sind. Um ein stichhaltiges Modell zu erstellen, musste ich alles Wissen einbringen, das ich in dreißig Jahren in verschiedenen Labors und Kliniken erworben hatte und dabei ganz verschiedene Erscheinungsbilder unzureichender Hirnfunktion berücksichtigen, darunter Schizophrenie und bipolare Störung, aber auch Suchtkrankheiten und Persönlichkeitsstörungen.

An einem Samstag 2006 fügte sich plötzlich alles schlüssig zusammen. Ich hockte mit einem heftigen Kater im Whirlpool herum und löste zur Ablenkung ein Kreuzworträtsel. Auf der Suche nach einem Wort versuchte ich, mich zu entspannen und blickte aus dem Fenster. Im Garten bemerkte ich einen dreibeinigen Holzhocker, den meine Mutter gern benutzte, wenn sie am Wochenende zu Besuch kam, um zu kochen und im Sitzen die Geranien auszulichten. Die stärkende Wirkung dieses Rückschnitts erinnerte mich daran, wie wichtig liebevolle Pflege ist. Ein zu starker Beschnitt bremst das Wachstum, zu wenig macht die Pflanze träge, doch der passende Stressreiz und eine gute Versorgung bringen sie optimal zur Blüte. Diese kurze Beobachtung rückte die Elemente, die eine plausible Erklärung für die Entstehung von Psychopathie liefern konnten, zurecht. Vor meinem inneren Auge glichen sie plötzlich diesem dreibeinigen Hocker, und darauf stützte sich meine neue Theorie zur Psychopathie.

In meiner Vorstellung formten sich diese drei Beine:

1. Eine ungewöhnlich schlechte Funktion des orbitalen präfrontalen Cortex und des vorderen Temporallappens einschließlich der Amygdala,
2. die Hochrisikovariante verschiedener Gene, von denen das Kriegergen das bekannteste war, und
3. emotionale oder körperliche Misshandlung oder sexueller Missbrauch in der frühen Kindheit.

Da Punkt 3 auf mich nicht zutraf, war ich die nächsten Jahre während meiner Vorträge und Interviews über Psychopathen stets davon überzeugt, selbst nicht zu dieser Kategorie zu gehören. Meine Kollegen erwähnten zwar gelegentlich, dass mein ansonsten gut angepasstes Verhalten (zumindest hielt ich es dafür) von Zeit zu Zeit inakzeptabel sei. Doch ich war der Meinung, dass sich diese Leute einfach nur über etwas ärgerten, was ich getan hatte, oder mir Erfolg oder Aufmerksamkeit neideten und überreagierten.

Was nicht stimmte.

# 6 Der Schritt in die Öffentlichkeit

Von 2006 bis 2008 konzentrierte ich mich auf meine Genforschungen, hielt aber auch hin und wieder Vorträge über Psychopathie und verpasste meiner Drei-Säulen-Theorie den nötigen Feinschliff. 2008 empfahl mir einer meiner Geschäftspartner die Teilnahme an einer TED-Konferenz, die im Februar 2009 stattfinden sollte.

Die TED-Produzenten hatten mich nicht vorab als Sprecher angefragt. Also musste ich selbst aktiv werden. Eine Woche vor der Konferenz fragten die Organisatoren alle Teilnehmer, die nicht zugleich Sprecher waren, ob sie vielleicht eine persönliche Geschichte erzählen wollten. Bei TED gibt es nämlich nicht nur die jeweiligen 18-Minuten-Vorträge der geladenen Gäste, sondern auch kürzere Präsentationen von zwei bis drei Minuten und mittellange Vorträge, die sieben bis acht Minuten dauern dürfen. Ich fand meine Geschichte von Lizzie Borden und den Hirnszintigraphien ausreichend interessant und erhielt tatsächlich ein Zeitfenster von neun Minuten. Für die Vorbereitung blieben nur wenige Tage. Substanzielle Daten aus der Genetik konnte ich nicht vorlegen, doch ich wollte zumindest zwei Beine meines Dreibeinhockers ansprechen: Das anomale Gehirn und die Auswirkungen früher Misshandlungen. Außerdem wollte ich kurz meine eigenen

Gene erwähnen, die einer langen, weitverzweigten Familie mit diversen Morden entstammen.

Ich präsentierte also öffentlich, was ich zum damaligen Zeitpunkt über die Gehirne psychopathischer Mörder wusste. Dabei sprach ich auch die Ergebnisse an, die Avshalom Caspi mit seinen Kollegen zur Verbindung des Kriegergens mit frühen Misshandlungen erarbeitet hatte. Und ich stellte meine Hypothese vor, dass diese drei Stützbeine die Ausgangsbasis für gefährliche psychopathische Verhaltensweisen darstellen.

Ganz kurz erwähnte ich auch einen Mechanismus für generationsübergreifende Gewalt, ein Anwachsen der Gewalttätigkeit in Kulturen, wo drei oder mehr Generationen schon in der Kindheit gesellschaftliche Gewalt erleben, was der Entstehung einer Kriegerkultur Vorschub leisten könnte. Ich hielt es für durchaus denkbar, dass Mädchen in einer chronisch gewalttätigen Gesellschaft bevorzugt mit den Männern ausgehen und vielleicht auch eine Bindung eingehen, die sie am besten beschützen können. Und das wiederum wären vermutlich die Männer mit den meisten aggressionsförderlichen Genen. So wäre der Anteil aggressionsförderlicher Gene schon nach wenigen Generationen stärker konzentriert, und drei bis vier Generationen später würde sich in einer besonders aggressiven Gesellschaft womöglich ein entsprechender Subtyp herausbilden. Selbst wenn die politischen, religiösen, kulturellen, ökonomischen und sozialen Ursachen lokaler Konflikte eines Tages verschwänden, hätte man weiterhin eine Bevölkerungsgruppe, deren Mitglieder eine besonders hohe Konzentration aggressionsbezogener Gene in sich tragen würden, die über Jahrhunderte weiterwirken konnten. In meinem Vortrag wurde ich nicht konkret, doch solche Gegenden könnten Gaza, Darfur und Teile des Westjordanlands ebenso umfassen wie bestimmte Gebiete in Guatemala und Kolumbien oder manche amerikanischen Stadtbezirke.

Mein TED-Vortrag schloss mit dem Hinweis auf meine Abstammung aus der Cornell-Linie. Erst am Vorabend hatte ich beschlossen, auch diese Facette vorzustellen, um das ganze Thema persönlicher und interessanter zu gestalten – nur über das Gehirn und unsere Gene zu sprechen, wäre für das Publikum, das nicht in erster Linie aus Wissenschaftlern bestand, zu trocken und zu technisch gewesen. Ich zögerte zwar, so offen über meine Familie zu sprechen, aber es waren alle damit einverstanden.

Mehrere Monate später tauchte mein Vortrag eines Abends auf YouTube auf. Am folgenden Morgen teilte einer unserer Techniker mir mit, dass es bereits 23 285 Zugriffe gegeben hatte. Ich hatte längst vergessen, dass es öffentlich zugänglich gemacht werden würde. Die entsprechende Vereinbarung hatte ich Monate zuvor beim dritten Cocktail auf der Eröffnungsveranstaltung unterzeichnet und nie mehr daran gedacht. Mir war gar nicht klar gewesen, wie unwiderstehlich ein Schlagwort wie »psychopathischer Killer« sein könnte. In den Wochen und Jahren nach der Veröffentlichung des Videos (und damit unserer Familiengeschichte) blieb das jedenfalls nicht die einzige Überraschung für meine Familie.

Ende August erhielt ich zwei E-Mails und danach zwei Anrufe, und zwar vom Gautam Naik, dem wissenschaftlichen Chefredakteur des *Wall Street Journal,* und von Simon Mirren, Produzent und Drehbuchautor der Fernsehserie *Criminal Minds* auf CBS. Beide wollten bestimmte Aspekte aus meinem TED-Vortrag näher beleuchten. Nach einigen Gesprächen und E-Mails lag auf der Hand, dass diese zwei Herren eine steile Lernkurve hatten und mindestens so schlau waren wie meine Kollegen aus der Wissenschaft. Im Gegensatz zu den Forschern, die ich so kannte, schritten beide rasch zur Tat.

Gautam Naik flog Ende Oktober kurzerhand von New York nach Südkalifornien und verbrachte mehrere Tage mit meiner Familie und mir – zu Hause, im Labor und bei einem Baseballspiel der Angels. Er wollte etwas über meinen Stammbaum und die genetischen Ursachen der Aggression schreiben.

Beim Baseballspiel deutete ich auf den Relief Pitcher, Brian Fuentes, und sagte, er hätte keinen Killerinstinkt und vermutlich nicht das Kriegergen. Gautam erwähnte, dass seine Herkunftsregion, Südindien, isoliert läge und selten angegriffen würde. Insofern sei das Kriegergen dort möglicherweise wenig verbreitet. Er warf die These auf, dass Indien vielleicht deshalb so wenige Olympiamedaillen einheimste, weil es ein Land voller Brians sei.

Gautam konnte sehr überzeugend sein. Er bestand darauf, dass eine genetische Untersuchung meiner Familie – was auch immer dabei herauskäme – extrem wichtig wäre, um schlüssige Aussagen über unseren Zweig der Cornells machen zu können. Daraufhin beschäftigte sich mein italienischer Mitarbeiter und Freund Fabio Macciardi einen Monat lang mit den ersten DNA-Analysen meiner Familie (und es sollten noch viele folgen). Mein Team wählte dafür die Methode der GWAS (genomweite Assoziationsstudie). Dieser Test untersuchte bei jedem Teilnehmer etwa 100 000 DNA-Abschnitte, die mit interessanten Genen in Verbindung gebracht werden, darunter rund zwanzig Gene, die (wie das Kriegergen) mit Aggression zu tun haben.

Es stellte sich heraus, dass fast jeder von uns das Kriegergen besaß. Von den sonstigen Aggressionsgenen hatte meine Familie etwa die Hälfte oder weniger, ich hingegen hatte fast alle. Das beunruhigte mich jedoch wenig, denn mich beunruhigt kaum einmal etwas. Ich tat es lachend ab, genauso wie meine Gehirnaufnahme. Schließlich wusste ich, dass mir das dritte Bein des Hockers fehlte.

Am 30. November 2009 prangten Gautams Artikel und das Video über meinen Hirnscan und die Ergebnisse der Genanalyse auf der Titelseite des *Wall Street Journal.* Die Schlagzeile lautete: »Was geht in James Fallon vor? Die Lösung für ein mörderisches Familiengeheimnis: Wie die Natur einem Wissenschaftler mitspielt, der seinen mordlustigen Ahnen auf der Spur ist.«

Am gleichen Tag wie Gautam hatte mich damals auch Simon Mirren kontaktiert. Schon nach einer Woche präsentierte er mir den Entwurf für die 99. Folge von *Criminal Minds,* »Der Fuchs«. Was er mir in dieser zweiten Unterhaltung erzählte, war unglaublich. Er hatte die Idee eines Serienmörders, der schon als Kind ein hohes Psychopathierisiko aufwies, mit der wissenschaftlichen Hypothese verknüpft, die ich in meinem TED-Vortrag vorgestellt hatte. Intuitiv hatte er mein Konzept verstanden, wie die vielen Jahrzehnte und Jahrhunderte der Gewalt auf dem Balkan und hochriskante Gene generationsübergreifende Gewalt fördern und einen Serienmörder hervorbringen könnten. Die besondere Wendung war, dass es sich in diesem Fall letztlich um eine Täterin handelte, die aller Wahrscheinlichkeit zum Trotz auf beiden

X-Chromosomen die hochriskante MAO-A-Variante aufwies und in ihrer Jugend extreme Gewalt erlitten hatte. Letztlich hatte Simon das TED-Video nur einmal gesehen und die ganze Geschichte in einer Nacht zu Papier gebracht. Seit ich das erlebt habe, behaupte ich nicht mehr, beim Fernsehen wären nur Schwachköpfe unterwegs. Damals bin ich einem der Genies dieser Branche begegnet.

Bei den Dreharbeiten zu dieser Folge ließ man mich höchstpersönlich aufmarschieren, um einen Vortrag über den orbitalen Cortex und das Kriegergen zu halten. Ich bin kein Schauspieler, habe aber auch keine Scheu vor der Kamera. Ich weiß noch, wie ich in der Linse mein Spiegelbild sah und dachte: »Du gehörst mir.« Ich wusste ganz genau, was ich tat, und hatte die Kontrolle über die Kamera, die Dreharbeiten und das Publikum. Vielleicht ist das mein Narzissmus. Vor anderen laufe ich zu Höchstform auf und beziehe daraus immer mehr Energie. Für mich ist das wie eine Droge. 1978 hielt ich einmal einen Vortrag über die Niere und hörte erst nach vier Stunden auf zu reden. Am Ende standen die Leute auf und klatschten frenetisch Beifall. So etwas geschieht mir auch im Gespräch, und meine Familie muss mich öfter mal bremsen. Wenn meine Tochter Tara unruhig wird oder meine Frau die Augen verdreht, weiß ich, dass ich gerade übers erträgliche Maß hinausschieße.

Nach der Folge von *Criminal Minds* und dem Artikel im *Wall Street Journal* öffneten sich die Schleusentore. Innerhalb von drei Jahren baten Fernseh- und Radiosender aus der ganzen Welt um über 120 Interviews. Ich versuchte, möglichst wenig über mich und meine Familie zu sprechen, weil ich den wissenschaftlichen Aspekt an der Psychopathie betonen wollte, aber die Leute wollten vor allem die persönliche Seite der Geschichte hören.

Das Peinliche an dieser ganzen Publicity war weniger der Umstand, dass nun alle wussten, dass ich aus einer langen Reihe gewalttätiger Irrer stammte, sondern dass ich der leibhaftige Gegenbeweis für die stets von mir vertretene Theorie war, dass unsere Identität von Geburt an festgeschrieben ist. Ich trug extrem viele hochriskante Genvarianten für die verschiedensten aggressiven oder ungewöhnlichen Verhaltensweisen mit mir herum, und auch mein Gehirn glich denen der Kandidaten für den Todestrakt. Dass ich dennoch nicht sonderlich gewalttätig war, hätte mich freuen sollen, aber das tat es nicht. Jahrzehntelang hatte ich gepredigt, dass wir ein Produkt unserer Gene sind. Wenn jedoch die Gene und der organische Zustand des Gehirns die Funktion festlegen, hätte ich ein sehr gewalttätiger Mensch sein müssen, und das war ich nicht. Also würde ich vor meinen Kollegen zu Kreuze kriechen müssen, die beim Einfluss der Gene und der Erziehung eher ein Verhältnis von 50:50 favorisierten. Das schmeckte mir überhaupt nicht. Die Scherze und Anspielungen der Kollegen blieben jedoch aus, zumindest mir gegenüber. Stattdessen geschah etwas Schlimmeres: Meine Kollegen kontaktierten mich aus Sorge!

»Jim«, sagte meine Freundin Samantha, »ich habe dein TED-Talk-Video gesehen. Ist dir klar, dass dein orbitaler Cortex und der ventrale Temporallappen komplett abgeschaltet sind?« Auf einer PET-Aufnahme kann mangelnde Aktivität wie mangelnde Gehirnmasse erscheinen, weshalb ein Kollege aus der Neurowissenschaft, Jeffrey, meinte: »Mann, du hast aber viel Platz da oben. Hast du große Ventrikel?« (Womit er flüssigkeitsgefüllte Taschen im Gehirn meinte.) »Da ist ja so viel abgeschaltet. Machst du dir keine Sorgen?« Natürlich nicht. Anderen fiel auf, dass in der unteren – ventralen – Hälfte meines Frontal- und Temporallappens so wenig Aktivität herrschte, dass ich das Gehirn eines Menschen mit ernster antisozialer Persönlichkeitsstörung zu haben schien, was den kriminelleren Zügen eines Psychopathen entspricht.

Menschen mit einem derartigen Gehirn wird nur sehr wenig Empathie zugestanden. Auf emotionaler Ebene gelten sie als bindungsunfähig. Zudem ist in einem solchen Gehirn wenig Sinn für Geselligkeit und Freundschaft mit den entsprechenden Ethik- und Moralvorstellungen eines normalen Menschen.

Aber auch eine alte Freundin aus Yale, Dr. Amy Arnsten, die zufälligerweise als weltweit führende Expertin für den präfrontalen Cortex gilt, sah meinen Vortrag. Sie verfolgte eine andere Hypothese. Ihrer Vermutung nach hatte ich eine Genvariante, die einen bestimmten Serotoninrezeptor, den 5-HT2A-Rezeptor, in großen Mengen produziert. (Was sich als zutreffend herausstellte, sobald ich meine GWAS-Ergebnisse in den Händen hielt.) 5-HT steht hier für »5-Hydroxytryptamin«, die chemische Bezeichnung für Serotonin. Die Ziffer 2 steht für die »2«-Familie der Serotoninrezeptoren, und A ist ein Subtyp dieser Familie. Historisch und taxonomisch ist diese komplexe Form der Benennung durchaus sinnvoll, weil mittlerweile mindestens dreizehn verschiedene 5-HT-Rezeptoren bekannt sind. Schlimmer ist aus linguistischer und wissenschaftlicher Sicht, dass es von jedem dieser dreizehn Gene, die Serotoninrezeptoren kodieren, diverse Varianten gibt. Das heißt normalerweise, dass die ererbte

5-HT2A-Genvariante ein Protein kodieren kann, das für seine eigentliche Aufgabe mehr oder weniger gut geeignet ist. In diesem Fall besteht diese Aufgabe darin, als Rezeptorprotein vorbeischwimmende Serotoninmoleküle zu schnappen und zu binden. Amy zufolge könnte ich eine relativ starke Form des 5-HT2A-Gens in mir tragen. Da die 5-HT2A-Rezeptoren im orbitalen präfrontalen Cortex – dem Gehirnbereich, der für Moral und Hemmung zuständig ist – abgeschaltet werden, könnte die mir angeborene Genvariante den orbitalen Cortex nahezu komplett abgeschaltet haben. Das würde meine Gehirnaufnahme erklären.

Und weiter? Nun, meine Freundin kannte mich recht gut, und erklärte mir Folgendes: Ein solches angeborenes Muster in diesem Bereich der Hirnfunktion passt zu einem Menschen, der sein Leben genießt – ein Hedonist und Partylöwe, charmant und allem Anschein nach zugänglich, freundlich, ja, vertrauenswürdig, ein lebhafter, geselliger Mensch voller Charisma und Selbstsicherheit. Mit solchen Leuten freundet man sich gerne an, man lädt sie ein, hat den einen oder anderen verbalen Schlagabtausch und möchte ihnen vielleicht sogar näher kommen. Das klang durchaus vertraut.

In fieberhaftem Tempo mehrten sich die Optionen bezüglich Genetik, Gehirnschaltkreise und Verhaltensebenen. Wenn ich die seltenere Variante (das Allel) des 5-HT2A-Rezeptorgens besaß, könnte dies meine PET-Aufnahmen und mein Verhalten erklären. Allerdings wusste ich, dass diese Variante zugleich den visuellen Cortex abschaltet, und das gaben meine PET-Aufnahmen nicht her. Auch die fehlende Aktivität im vorderen Temporallappen passte nicht wirklich zu dieser Genvariante. Es musste also noch etwas anderes im

Spiel sein. Es gab noch weitere Serotoninrezeptoren, die bestimmte Hirnregionen an- oder abschalten. Vielleicht hatte ich ja Varianten anderer Serotoninrezeptoren, die am visuellen Cortex und am Temporallappen ansetzten? (Es stellte sich heraus, dass diese These zutraf.)

2010 meldete sich ein Produzent des Discovery Channels bei mir, wo ich gelegentlich für Shows eingeladen wurde. Er fragte nach meinen aktuellen Projekten und ob sie vorbeikommen und einen Beitrag darüber drehen könnten. Ich sagte, ich plane eine Reise in die marokkanische Wüste, wo ich nomadisch lebende Berber und Beduinen aufsuchen wolle, um Daten und Interviews für das geplante »MedGene«-Projekt zu sammeln, in dem es um Genpool und Verhalten in bisher nicht oder kaum getesteten Populationen ging.

Discovery Channel sprang darauf an und stellte sogar die nötigen Mittel bereit. Zunächst nahmen Fabio und ich am Weltkongress für Sozialpsychiatrie in Marrakesch teil. Dort ließen wir uns den Ausflug in die Sahara zum Testen jener Stammesangehörigen genehmigen. Außerdem knüpften wir Kontakte zu anderen Psychiatern, die in den arabischen Mittelmeeranrainerstaaten an genetischen und epidemiologischen Fragestellungen arbeiteten, unter anderem, um meine Vorstellungen über generationsübergreifende Gewalt näher unter die Lupe zu nehmen. Im November drehten mein Sohn James (als Labortechniker), und ich eine Woche lang mit Discovery. Danach setzte sich James in ein Café in Marrakesch, während ich in einen anderen Teil der Stadt abzog. Einige Tage später explodierte in eben diesem Lokal ein terroristischer Brandsatz, der arabische Frühling nahm Fahrt auf, und seitdem liegt unser Projekt auf Eis.

Immerhin aber bekamen wir die nötigen Daten für die Show. Mit Hilfe eines Dolmetschers interviewte ich die Menschen der ausgewählten Stämme, und James sammelte Speichelproben, die zur späteren genetischen Untersuchung gekühlt wurden. Diese Nomaden konnten sich über mindestens vier Generationen an keinen Mord erinnern. Wir gingen also davon aus, dass das Kriegergen nur sehr selten vorkommen würde, denn in so friedfertigen Gemeinschaften wäre es nicht hilfreich. Bei Menschen kaukasischer Abstammung ist das hochriskante MAO-A-Allel auf etwa 30 Prozent der X-Chromosomen vertreten. Bei Afrikanern, Chinesen und Maori ist die Rate noch erheblich höher. Da solche Unterschiede zwischen den Völkern kontrovers diskutiert werden, ließen diese Stämme sich auf die Untersuchung ein. Was hätte es zu bedeuten, wenn die arabische Gruppe, die Beduinen, eine höhere Konzentration aufweisen würde? Wir schätzten den Anteil in beiden Gruppen auf unter 30 Prozent.

Womit wir falsch lagen. Der Anteil lag bei 30 Prozent, entsprach also der Zusammensetzung unter Europäern und Nordamerikanern. Offenbar spielte die Umgebung eine stärkere Rolle, als ich erwartet hatte. Unter den Extrembedingungen der Wüste war Kooperation überlebenswichtig. Gewalttätige Menschen konnten ausgestoßen werden und waren dann auf sich gestellt, was den Tod bedeuten konnte. In diesem Fall hielten also nicht die Gene, sondern die Kultur die Aggressionen der Menschen im Zaum. Mehr Erziehung als Natur und ein weiterer Kratzer an meiner Überzeugung, dass unser Tun und Lassen zu 80 Prozent durch das Erbgut zu erklären ist.

2011 reiste ich erneut herum, um über Psychopathie, Gewalt, Misshandlungen, Diktatoren und mein eigenes Gehirn zu referieren. Allmählich begann ich zu begreifen, warum ich bis zum Collegeeintritt äußerlich so moralisch und wohlerzogen gewesen war und mich anschließend so massiv verändert hatte.

Mit Beginn der Pubertät – als ich meine Zwangsstörung entwickelte, hyperreligiös wurde und exzentrischen Ideen anhing – war mein Hirn in den ventralen Schaltkreisen des präfrontalen Cortex offenbar überaktiv gewesen. Zumindest deuten meine Besessenheit in ethischen und moralischen Dingen und meine ausgeprägte Aufmerksamkeit für solche Dinge auf eine Überfunktion im orbitalen und ventromedialen präfrontalen Cortex hin. Dass Kinder vor der Pubertät sehr aufmerksam auf Ethik, Moral und Gerechtigkeit achten, ist ganz normal. Doch mit Beginn der Pubertät setzt die Reifung der dorsalen Schaltkreise im präfrontalen System ein, was das emotionale und hypermoralische Verhalten mancher Kinder eindämmt, denn die dorsalen Hirnströme verarbeiten kühle Logik, rationale Überlegungen, Planung und praktische Lebenskunst. Gegen Ende der Gehirnreifung im Alter von rund 25 Jahren (plus/minus einige Jahre) sollten dank dieser Verlagerung von der ventralen auf die dorsale Verarbeitung die hitzig-emotionale, moralgesteuerte Denkweise und eine gereifte kühle Logik in einem ausgewogeneren Verhältnis zueinander stehen, sodass Gefühl und Verstand sich die Waage halten.

Normalerweise geschieht dieses »Hochschalten« zum dorsalen präfrontalen Bereich hin im späten Teenageralter. Bei mir trat diese Veränderung zwar ein, doch dann schaltete mein ventrales System ab, und den Rest meines Lebens lief der präfrontale Cortex auf Hochtouren. So profitierten meine

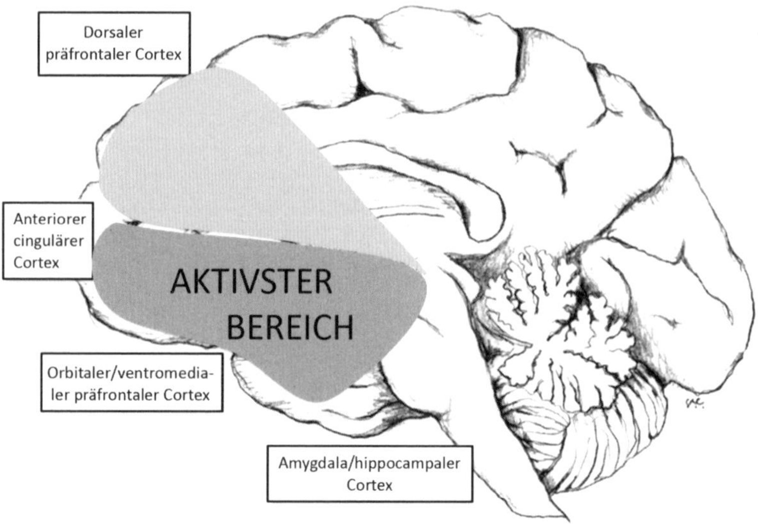


**Abbildung 6A:** *Das präfrontale System vor der Reifung. Normale Aktivität im präfrontalen Cortex bei einem vorpubertären Kind. Erkennbar ist ein hoher Reifegrad und starke Aktivität im ventralen Schaltkreis (dunkelgrau) und ein geringer Reifegrad und wenig Aktivität im dorsalen Schaltkreis (hellgrau)*

kühlen, kognitiven Fähigkeiten auf Kosten der ventral verankerten emotionalen und moralischen Funktionen, und in der dritten Lebensdekade stellte sich kein Gleichgewicht mehr ein. Ich blieb ein geselliger Mensch, aber an zwischenmenschlichen Fähigkeiten und an normalem Einfühlungsvermögen haperte es (worauf wir im nächsten Kapitel eingehen werden).

In meinem Gehirn war der ventrale präfrontale Cortex in den ersten Jahren der Pubertät vermutlich für diese Altersstufe ungewöhnlich aktiv gewesen. Das hatte wohl zu den Zwangsvorstellungen, der extremen Religiosität und der übermäßigen Aufmerksamkeit geführt, die ich in diesem Entwicklungsabschnitt erlebte. In der späteren Jugend, in der ei-

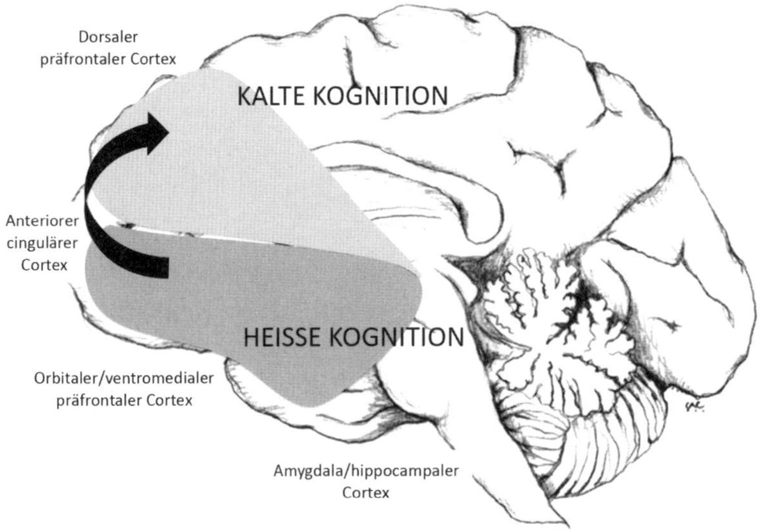


**Abbildung 6B:** *Reifung und Umschaltprozess im präfrontalen Gehirn beim Teenager. Normales Ausreifen des präfrontalen Cortex zu Beginn und in der Mitte der Adoleszenz mit zunehmender Aktivierung der dorsalen Schaltkreise und entsprechender kalter Kognition.*

gentlich eine Verlagerung auf mehr dorsale Aktivität eintritt, bis im Frontallappen ein dynamisches Gleichgewicht herrscht, geschah etwas anderes, möglicherweise wegen einer fehlerhaften Schaltung im anterioren cingulären Cortex. An diesem Punkt (etwa mit dem Eintritt ins College) hat mein ventrales System die Schotten anscheinend zu fest geschlossen, und das dorsale System wurde überaktiv. Verhaltenstechnisch könnte dies eine allmähliche Veränderung meines Charakters und eine weniger ausgeprägte emotionale Sensibilität ausgelöst haben.

Abbildung 6E zeigt eine PET-Aufnahme meines erwachsenen Gehirns mit dem entsprechend unausgewogenen Zustand in meinem Frontallappen. Dies könnte erklären, warum mei-

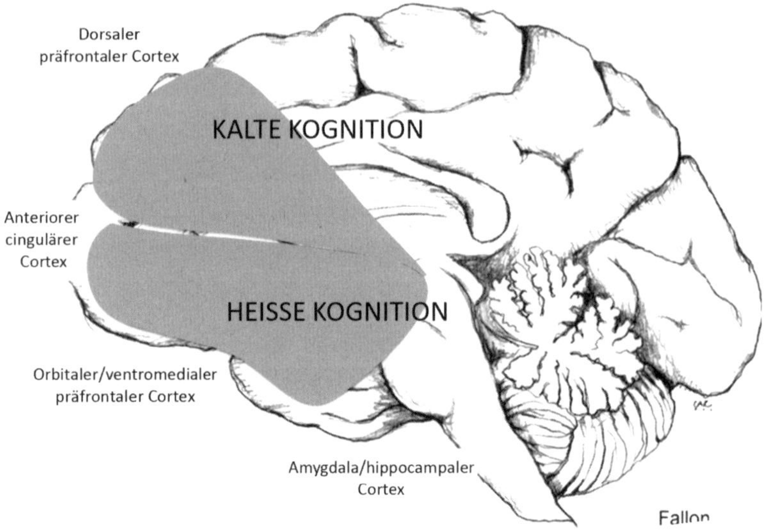


**Abbildung 6C:** *Ausgewogenes präfrontales System beim gereiften Erwachsenen. Nach der normalen Reifung des präfrontalen Systems gegen Ende der Adoleszenzphase sind ventrales und dorsales System im Gleichgewicht.*

ne Gefühle gedämpft sind und meine Beziehungen stärker auf Ratio und Fairness basieren als bei anderen Menschen.

Wenn also mein dorsales System, das für kalte Kognition und Planung zuständig ist, zu Beginn der Collegejahre so übermächtig wurde – warum waren das meine wildesten Jahre? Nun, ich war auch früher schon der Klassenclown gewesen und hatte mich gern amüsiert. Da ich aber wusste, dass ich für Süchte empfänglich war, hatte ich mich zurückgehalten. Mit der Sicherheit, dass mein dorsales System mich ausreichend zügeln konnte, war mir nun klar, dass ich feiern und trotzdem meine Ziele erreichen konnte. Und meine im orbitalen und ventralen Bereich angesiedelten Moralsysteme konnten mich nicht mehr daran hindern.

Anfang 2013 verstand ich einen weiteren Aspekt meines Gehirns. Bei der Vorstellung des Rubikwürfelmodells habe ich die verschiedenen Hirnschaltkreise erklärt, die unserer Meinung nach die anatomische Grundlage für verschiedene Verhaltensweisen bilden, beispielsweise Aufmerksamkeit, Gedächtnis, Sprache, Gefühle oder Moralvorstellungen. Bisher kann zwar noch niemand einleuchtend erklären, wie Nervenzellen unsere bewussten Gedanken und Gefühle erzeugen können – das philosophische Problem des Bewusstseins – doch der Blick in die Schaltkreise des Gehirns liefert gewisse Erklärungen für kognitive Vorgänge und kann Daten organisieren, die wir in der Genetik, Neuropharmakologie und den strukturellen und funktionalen Darstellungen des Gehirns vorfinden.

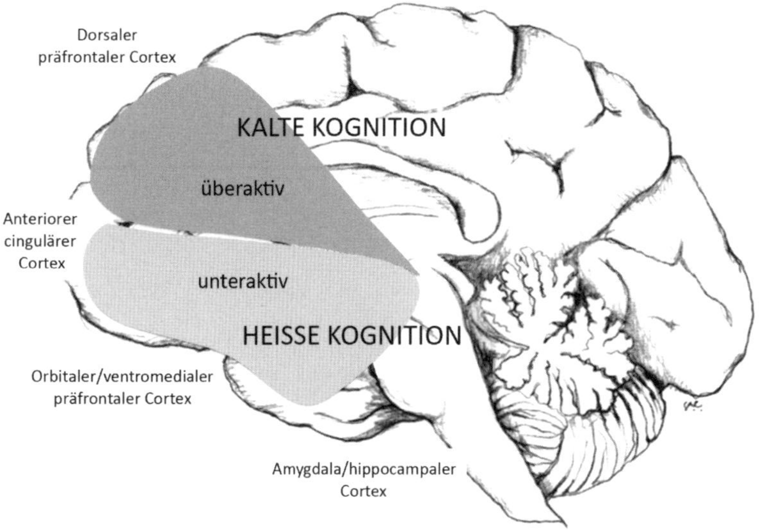


**Abbildung 6D:** *Überkompensiertes präfrontales System beim Erwachsenen. Nach der Umschaltung vom ventralen auf das neu ausbalancierte ventral/dorsale präfrontale System ist das Gehirn aus dem Gleichgewicht geraten.*

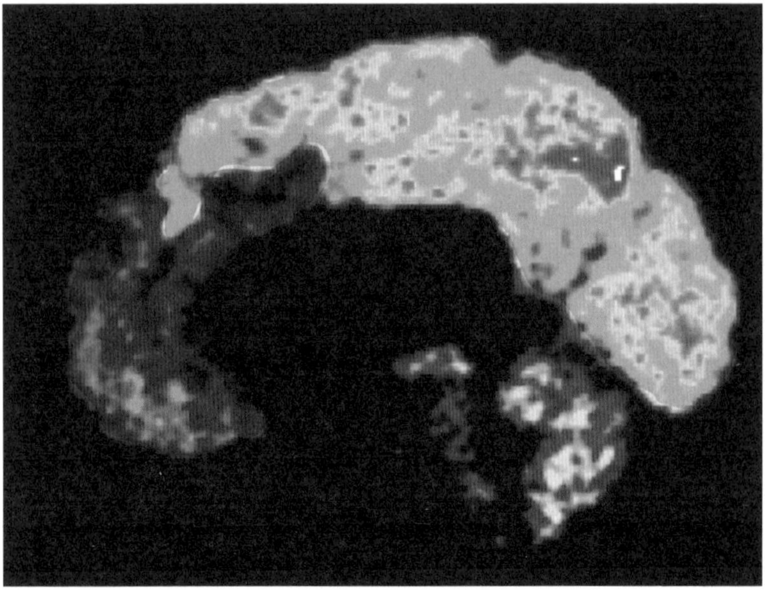

**Abbildung 6E:** *Meine PET-Aufnahme*

Ein wiederkehrendes Merkmal, das wir in verschiedenen funktionellen Schaltkreisen messen können, besteht darin, dass bei jeder allgemeinen Funktion – zum Beispiel Wahrnehmung oder Emotionalität – offenbar zwei konkurrierende Schaltkreise im Spiel sind, die sich gegenseitig hemmen. In diesem Buch konzentriere ich mich auf den Wettstreit zwischen den limbischen Arealen (wie der Amygdala), die Grundantriebe wie Furcht, Angst, Aggression und Genuss vermitteln, und dem orbitalen und ventromedialen präfrontalen Cortex, wo eben diese Meldungen aus der Amygdala gehemmt werden und auf höchster Ebene offenbar Verhaltensweisen unterstützen, die mit Ethik und Moral zusammenhängen.

In Abbildung 6F sind orbitaler und ventromedialer Cortex diagonal schraffiert, der Bereich für die Amygdala ist durch schwarze Rauten gekennzeichnet. Diese beiden Gebiete sind unmittelbar miteinander verbunden und hemmen einander, was der gestrichelte Pfeil anzeigen soll. Ein Teil der Meldungen beider Gebiete wird unmittelbar in die motorischen Bereiche der Basalganglien und in die Serotonin- und Dopaminzellen im Hirnstamm weitergeleitet (hier nicht dargestellt), aber ein Teil geht auch weiter in den dorsalen präfrontalen Cortex, der in dieser Abbildung schwarz ausgefüllt ist. Wie diese Verbindung genau funktioniert, verstehen wir derzeit noch nicht, aber irgendwie ist der dorsale präfrontale Cortex, der maßgeblich am bewussten Denken beteiligt ist, in der Lage, beide Meldungen zu vergleichen und eine »Entscheidung« zu treffen, wie ein Mensch in der jeweiligen Situation handeln oder nicht handeln sollte. Hier findet also ein Abgleich zwischen den emotionalen und animalischen Antrieben aus dem Schaltkreis der Amygdala und dem sozialen und ethischen Kontext aus dem Schaltkreis des orbitalen und ventromedialen Cortex statt. Unterstützt wird dieser Prozess durch die verbindenden Streifen des limbischen Cortex, die das wichtige menschliche Element der Empathie beisteuern.

Ausgedrückt in der Sprache der Psychoanalyse: Das Ich (dorsaler präfrontaler Cortex) beurteilt den Konflikt zwischen den Trieben des Es (Amygdala) und dem moralischen Kontext des Über-Ich (orbitaler/ventromedialer Cortex). Wenn man sich das Gehirn in dieser vereinfachenden Form als Maschine vorstellt, könnte man sagen, dass der dorsale präfrontale Cortex die dualistische Natur des Konflikts zwischen Trieb und sozialem Kontext »sieht« und eine Entscheidung trifft.

Ein zweiter dualistischer Schaltkreis in unserem Rubikwürfelmodell und in Abbildung 6F umfasst einen Bereich, der die sensomotorische Außenwahrnehmung überwacht, die uns mit unserer Umgebung verbindet. Dieser Schaltkreis ist im Gehirn im rechten und linken seitlichen Streifen des Neocortex angesiedelt und über eine gegenseitige Hemmfunktion mit dem Schaltkreis im medialen, zentralen Streifen des Cortex zwischen den beiden Gehirnhälften verknüpft, wo unsere eigenen Emotionen und die der anderen registriert werden. Es überlappt mit dem Netzwerk für den »Pausemodus«, der besonders bei Tagträumen aktiv wird, wenn wir nicht bewusst auf unsere Umgebung achten. Wie die Amyg-

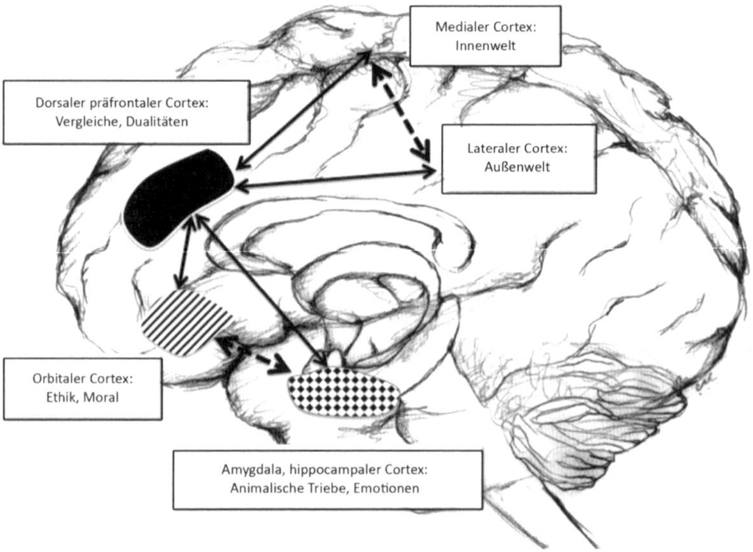


**Abbildung 6F:** *Vom dorsalen präfrontalen Cortex wahrgenommene Dualitäten*

dala und die Inselrinde ist dessen Funktion eher implizit als explizit, sodass uns diese Aktivität häufig nicht bewusst ist.

In Abbildung 6F sieht man, dass auch diese beiden Schaltkreise für die Erfassung der physischen und der emotionalen Welt miteinander konkurrieren und sich gegenseitig hemmen (gestrichelter Pfeil) und beide mit dem dorsalen präfrontalen Cortex verknüpft sind, der bei der Entscheidung hilft, welcher Welt aktuell mehr Aufmerksamkeit zukommen sollte. Dieser Schaltkreis erzeugt eine zweite Dualität in unserem Bewusstsein.

Wichtig für unsere Geschichte ist an dieser Stelle vor allem, dass sowohl der untere dualistische Schaltkreis (der die Schaltkreise des ventralen und orbitalen Cortex und der Amygdala erfasst) als auch der obere dualistische Schaltkreis bei Psychopathen ungewöhnlich inaktiv sind. Das trifft auf das Gehirn von Psychopathen allgemein und auf mein eigenes Gehirn zu.

Wie aber wirkt sich diese Konstellation auf die Verhaltensweisen und Einstellungen von Psychopathen aus? Ende 2012 konnte Anthony Jack von der Universität Case Western Reserve überzeugend darlegen, wie sich die mittleren (emotionalen) und die lateralen (mechanischen) Schaltkreise gegenseitig hemmen. 2013 stellte er daraufhin die Hypothese auf, dass unser Gehirn aufgrund des speziellen Dualismus zwischen medialem und lateralem präfrontalem Cortex unsere Sicht der Realität einschränkt. Diese antagonistischen Schaltkreise sehen die äußere, mechanische Welt und die Welt der Gedanken und Gefühle unterschiedlich, und diese Abweichung der Wahrnehmung führt zu unserer dualistischen Sicht auf Körper und Geist, Außenwelt und Innenwelt. So erklärt sich, warum wir unser Bewusstsein als etwas anderes empfinden als allein das Gehirn – warum wir an eine Seele glauben.

Jacks Erklärung war nicht nur nachvollziehbar, sondern half mir auch, ein Rätsel meines eigenen Lebens mit neuen Augen zu sehen. Seine These lieferte nicht nur einen neuen Blickwinkel auf den Dualismus, sondern er sagte auch, dass es oft Menschen gibt, die das Problem des Dualismus nicht verstehen. Vierzig Jahre lang hatte ich mich als Wissenschaftler darüber gewundert. Ich hatte über Dualismus gelesen und mit anderen darüber diskutiert. Dennoch konnte ich partout nicht nachvollziehen, was das eigentliche Problem war. Für mich ist das Gehirn eine Art Maschine. Es gleicht einem Auto, und die Gedanken und Gefühle entsprechen ungefähr dem Tempo dieses Autos.

Doch was für Menschen haderten laut Tony Jack mit der Vorstellung eines Dualismus? Psychopathen. Also besteht womöglich doch ein Zusammenhang zwischen meinem mangelnden Einfühlungsvermögen und meiner Abwendung von Gott, der Seele und dem Glauben an den freien Willen.

2011 trat ich ein zweites Mal beim Discovery Channel auf, und zwar in der *Curiosity*-Folge mit dem Titel: »Wie böse sind Sie?« Eli Roth bat mich, für diese Folge sein Gehirn zu scannen und seine Gene zu testen, verriet mir jedoch nicht den Grund. Ich kannte ihn nur als den Schauspieler, der in Quentin Tarantinos Film *Inglourious Basterds* den Nazimörder mit dem Baseballschläger gespielt hatte. Ich teilte Eli und dem Filmteam mit, dass ich vor der Analyse keine weiteren Informationen bräuchte.

Wir nahmen also die Blutprobe und schickten sie ins Labor. Außerdem machten wir eine funktionelle Magnetresonanztomographie (fMRT), bei der Eli Roth zwei Arten wechselnder Bilder betrachten sollte, während wir aufzeichneten, welche Teile des Gehirns dabei besonders aktiv oder inaktiv waren. Als neutral galten Bilder wie Hunde oder Rosen, emotional aufwühlende Bilder waren zum Beispiel von Terroristen, Erschießungen oder Menschen, die verprügelt wurden.

Nach der Analyse der Daten rief ich meinen Kollegen Fabio an und sagte: »Der Typ ist echt spannend. Wenn er eine emotional aufgeladene Szene sieht, leuchten bei ihm alle emotionalen Bereiche auf. Wahrscheinlich spielt auch sein Puls verrückt, und er würde am liebsten kotzen.« Der mittlere Bereich hingegen, der (wie bereits erklärt) unter anderem für die Selbstwahrnehmung zuständig ist, war praktisch inaktiv. Er war also tief bewegt, hatte aber keine Ahnung davon! Die neutralen Bilder wiederum schalteten Lustzentren an, was bei anderen Menschen normalerweise nicht geschieht. Laut Genanalyse hatte er Allele für große Mengen der Bindungshormone Oxytocin und Vasopressin, die angenehme, warme Gefühle fördern. Daraus folgerte ich, dass er seiner Familie gegenüber starke Gefühle hegte, also ein toller Ehemann wäre. Die Gene deuteten aber auch darauf hin, dass er Menschen außerhalb seiner Gruppe eher feindselig begegnen würde. Zu Fabio sagte ich daher: »Der Mann ist ein Gutmensch, aber man sollte sich nicht mit ihm anlegen.«

Bevor ich Eli seine Ergebnisse mitteilte, fragte ich ihn, seinen Agenten und seinen Produzenten: »Sind Sie sicher, dass das hier gefilmt werden soll?« Alle waren einverstanden, also ließ ich ihm seinen Willen. Eli wurde zwar etwas blass, hielt die Ergebnisse aber für zutreffend.

In einem Gespräch, das später nicht gesendet wurde, sagte er, sein erster Film im Kino sei *Alien* gewesen, und er hätte sich im Kinosaal übergeben. Wenn er spannende oder gruselige Filme sähe, würde er sich selbst nicht mehr wahrnehmen. »Wissen Sie, was ich mache?«, fragte er. »Sie sind Schauspieler«, antwortete ich. Er entgegnete: »Ich bin in erster Linie Produzent, Regisseur und Drehbuchautor für Horrorfilme.« Von ihm stammten beispielsweise die blutrünstigen *Hostel*-Filme, die unter dem Genre »Torture Porn« (Folterporno) laufen. Daraufhin sagte ich: »Sie behandeln also sich selbst.« Die Produktion solcher Filme war mit einer Expositionstherapie vergleichbar, bei der sich Menschen ganz allmählich an das annähern, was ihnen Angst macht, um beispielsweise eine Spinnenphobie zu überwinden.

Eli ergänzte: »Bei der Arbeit bin ich ein grässlicher Tyrann. Die Leute, mit denen ich zusammenarbeite, sagen immer wieder: ›Ey, Mann, du solltest dich mal testen lassen, du bist doch ein echter Psychopath!‹« Ansonsten jedoch war er äußerst liebenswürdig. Nach der Show fuhren wir wieder zu mir nach Hause. »Ich trinke nicht, aber jetzt brauche ich ein Bier«, meinte er. »Und ich muss meinen Vater anrufen und ihm erzählen, was Sie gerade gesagt haben.« Sein Vater war Psychotherapeut, damals bereits im Ruhestand, und Eli teilte ihm mit: »Dad, wir haben gerade die Show gedreht, und Jim hat mir all das auf den Kopf zugesagt, was du immer zu mir gesagt hast.« Es war verrückt. Allein aufgrund der Gene und der fMRT konnte ich ohne Weiteres erklären, was in seinem Kopf ablief. Damit ist die Behauptung widerlegt, dass Genanalyse *und* Bildgebung nicht zum Verständnis anderer Menschen beitragen.

Aus nur einem dieser Analysewerkzeuge lässt sich nicht viel herauslesen, doch in Kombination sind sie sehr aussagekräftig. Hilfreich sind natürlich zusätzliche Informationen über die Kindheit der jeweiligen Person. Elis Vater schickte mir Bilder von Elis Bar Mitzwa, und sein Kuchen sah aus wie von Kunstblut überzogen.

Diese Show, bei der ich Elis Verhalten korrekt gedeutet hatte, gab mir kräftig Auftrieb. In manchen Fällen kann man offenbar tatsächlich feststellen, was ein anderer denkt und was ihn in bestimmte Situationen treibt.

Vor Gericht konnte dies jedoch gefährlich sein. Der Sprung von einem nützlichen Werkzeug zur Diagnostik und einer Unterhaltungsshow zu Aussagen, die über Leben und Tod des anderen entscheiden können, ist verdammt groß. Ich werde zwar in Fällen hinzugezogen, wenn es um das Strafmaß geht, doch die Verwendung dieser Daten bei der Entscheidung über die individuelle Schuld, wäre vermessen.

Aus ethischer Sicht habe ich zwar nichts dagegen einzuwenden, aber wissenschaftlich gesehen sind wir noch nicht so weit. Eli hatte beispielsweise ein sehr ungewöhnliches Gehirn, ist jedoch kein Krimineller. Er ist einfach ein besonders talentierter, etwas anderer Mensch. Was mir irgendwie bekannt vorkommt.

# 7 Liebe und andere Abwesenheiten

Diane und ich lernten uns Ende Juni 1960 kennen. Es war der erste Tag der Sommerferien. Ich wohnte damals in einem Mittelschichtviertel in Loudonville, das insgesamt eher eine Stadt der Oberklasse war. Diane hingegen wohnte in einem gehobenen Viertel des Arbeiterdorfs Menands und besuchte eine private Mädchenschule in Albany. Ihr Großvater war ein armer Schlucker gewesen, der durch Immobiliengeschäfte zu Geld gekommen war. Bis zum Crash von 1929, bei dem er alles verlor, hatte ihm ein großer Abschnitt der Central Avenue von Albany gehört. Also hatte Dianes Vater erneut bei Null anfangen müssen und allmählich einen bescheidenen eigenen Immobilienbestand erworben. Er hatte den Vorort erbaut, in dem Dianes Familie wohnte, und war ein stillschweigend geachtetes Mitglied der Gemeinde. Man hatte ihn gerade zum Präsidenten des Wolferts Roost Country Club am Schnittpunkt zwischen Albany, Menands und Loudonville gewählt, dem auch meine Familie angehörte. Am Swimming Pool dieses Clubs traf ich Diane zum ersten Mal.

Damals ging ich jeden Tag mit meinen jüngeren Brüdern Pete und Tom zum Pool. Während der gesamten Öffnungszeit von zehn Uhr morgens bis sechs Uhr abends schwammen und tobten wir dort herum. Hier hatten wir drei Schwimmen gelernt, worin Pete und Tom sich später während der Junior High- und High School-Jahre auszeichneten. Tom schwamm am Ende sogar in der 100-Meter-Meisterschaft von New York State. Ich hingegen war kein Wettkampfschwimmer, schwamm aber in mehreren Lagen gut und lange genug, um andere anzustacheln – bis mein Asthma einsetzte. Wir spielten auch gern Karten und lernten von neuen Freunden aus dem Club, aber auch von unseren Eltern, Tanten und Onkeln, die alle gern Gesellschaftsspiele spielten, diverse neue Spiele.

Ich kannte also viele Kinder und Jugendliche dort, und irgendwann zwischen Wasserpolo und Kopfsprüngen vernahm ich eines Tages eine Mädchenstimme. Das Mädchen schwamm ein paar Meter weiter, aber ich hörte sie betont laut sagen: »Der kann kein Fallon sein. Dazu ist er zu dick.« Ich warf ihr einen Blick zu und sah, wie sie mit ihren Freundinnen herumkicherte. Als ich sie fixierte, grinste sie mich an. Ich ärgerte mich, fühlte mich von ihrer verspielten Selbstsicherheit aber auch angezogen.

In den folgenden Wochen kamen wir im Freundeskreis gelegentlich ins Gespräch und saßen bald am Pool zusammen, wobei wir meist Karten spielten. Irgendwann gingen wir auch gemeinsam schwimmen und lieferten uns während anderer Wasserspiele kurze Wettrennen. Im Gespräch war sie mir sozial ein ganzes Stück voraus, und obwohl ich noch nicht voll in der Pubertät war und von Sexualität oder Liebe wenig Ahnung hatte, wusste ich, dass ich mich zu ihr hingezogen fühlte. Teilweise war es ihr Selbstbewusstsein, teilweise ihre Intelligenz und Schlagfertigkeit. Wir waren beide erst zwölf, doch sie schien Dinge zu wissen und nicht nur sich selbst zu kennen, sondern ein Stück über den Tellerrand zu blicken.

Das faszinierte mich, denn einem Menschen wie ihr war ich bisher noch nie begegnet. Bis heute bin ich keinem zweiten Menschen wie ihr begegnet.

Als der Sommer zu Ende ging, gab es im Club eine Tanzparty für die Teenager, die ebenfalls am Pool stattfand. Natürlich waren auch Erwachsene dabei, die uns beaufsichtigten. An den genauen Ablauf erinnere ich mich nicht mehr, doch am Tag zuvor hatten meine Mutter und Tante Flo mir ausreichend Mut gemacht, Diane als meine Tanzpartnerin zu dem Fest einzuladen. Sicher hatten sie gesehen, dass wir uns im Laufe des Sommers angefreundet hatten. Ich musste mich neu einkleiden und bekam einen weißen Strandanzug mit kurzen Hosen (noch heute lachen sich meine Mutter und Tante Flo halb tot, wenn sie das Foto sehen).

Die Party jedoch war phantastisch. Diane und ich tanzten bestimmt dreißig Mal, und um elf war alles vorbei. Bis zum nächsten Sommer sah und hörte ich jedoch kaum etwas von Diane, weil sie wieder in die Schule musste. Immerhin war ich mit ihrem Bruder Mike befreundet, sodass wir uns begegneten, wenn ich in ihr Haus kam. Doch da ich erst spät in die Pubertät kam, ließ die romantische Anziehung noch eine Weile auf sich warten. Meist zog ich sie nur mit den hochnäsigen Collegeaspiranten auf, mit denen sie ausging. Die Sommer jedoch waren herrlich. Während der ganzen High-School-Jahre vergnügten wir uns gemeinsam am Pool. Wir spielten Karten und Brettspiele, jagten einander ums Wasser und führten die clubinternen Mädchen- und Jungenteams.

Im Frühling 1964 hatte ich endlich ein Mädchen, für das ich seit Jahren schwärmte, dazu bewegen können, mit mir auszugehen. Diese kurze Episode dauerte drei Monate. Am zweiten August jenes Jahres kam ich dann zu Mike, wo ich auch ein Wiedersehen mit Diane erhoffte, und irgendwann zogen wir uns ins Wohnzimmer zurück, wo wir fernsahen, quatschten, einander aufzogen und schließlich herumrangelten, wie wir es häufig getan hatten. Dabei konnte ich ihr ein Bein stellen, sodass sie auf einem Sessel landete, und wir uns zum ersten Mal küssten. Danach nahm unsere Beziehung mehr Fahrt auf. Ich hatte sie von Anfang an gemocht, doch ab diesem Zeitpunkt war ich ganz verrückt nach ihr.

Von nun an trafen wir uns regelmäßig, meist jedoch im Freundeskreis. Im Herbst des Folgejahrs, 1965, begann für mich das College, während sie noch ihren Abschluss machte. In diesem Jahr begannen wir ernsthaft darüber zu sprechen, wie wir uns unser Leben vorstellten. Wir waren sehr verschieden, aber wir hatten gemeinsame Interessen. Während dieser Diskussionen wurde allerdings deutlich, dass ihr gesamtes Weltbild und ihr Vertrauen in die Welt und sich selbst sich von meinem massiv unterschieden. Sie hatte keine Angst vor dem Unbekannten, keine Angst vor dem Tod oder (was mich besonders erstaunte) davor, nicht mehr zu existieren. Ich konnte nicht nachvollziehen, wieso ihr dieses Weltbild nichts ausmachte. Sie war zwar ebenfalls katholisch erzogen worden, aber nicht besonders strenggläubig, und sie hatte kein Problem damit, sich über scheinbare religiöse Widersprüche und das in ihren Augen dämliche Bedürfnis anderer nach einem ewigen Leben hinwegzusetzen. Ihre Zufriedenheit mit ihrer vollständig sterblichen Existenz ist mir bis heute unbegreiflich.

Wir merkten aber auch, dass wir beide Kinder liebten und gern früh eine Familie gründen wollten. Politisch klafften unsere Ansichten nicht sonderlich weit auseinander, obwohl sie bis heute weniger politisch interessiert ist als ich. Im Laufe der Collegejahre wuchs unsere Liebe, und wir bemühten uns, so viel Zeit miteinander zu verbringen, wie es zwei Studenten im Winter von New England über vierhundert Meilen Entfernung eben möglich ist. Sie hatte sich für das Chestnut Hill College bei Philadelphia entschieden, sodass ich einmal im Monat für ein Wochenende von Burlington dorthin trampte, damit wir uns sehen konnten. Obwohl wir schon drei Jahre miteinander ausgingen, waren wir bis dahin nicht intim geworden. Das spannte uns beide auf die Folter, war aber ein integraler Bestandteil meines besessenen Strebens danach, »gut« zu sein. Dennoch liebten wir einander und hatten in dieser Zeit wunderbare romantische Momente und sehr viel Spaß miteinander.

Es stellt sich natürlich die Frage, wie diese Geschichte zu jemandem passt, der angeblich kein Einfühlungsvermögen besitzt und sich emotional nicht wirklich binden kann. Tatsächlich rede ich zwar von »Liebe«, fühlte mich jedoch emotional nie vollständig mit Diane verbunden. Meine Verbindung mit ihr beruhte vielmehr teilweise darauf, dass ich mich empathisch *nicht* mit ihr verbinden konnte. Ich habe sie nie verstanden. Sie faszinierte mich – damals wie heute. Wir haben gemeinsame Ziele und Wertvorstellungen – Familie, Libertarianismus, Agnostizismus –, also ähnliche Grundeinstellungen, aber für mich war sie immer wie jemand von einem anderen Stern. Was für mich glücklicherweise mehr als ausreichend war.

Etwa in diesem Zeitraum, 1967 und 1968, setzte bei mir ein Sinneswandel ein. Im Sport wurde ich ruppiger und wich körperlichen Auseinandersetzungen beim Football nicht mehr aus, auch wenn dabei ein anderer zu Schaden kommen konnte. Beim Skilaufen wurde ich schneller und kühner. Ich war nicht mehr ganz so nett wie früher und akademisch sehr erfolgreich. Es war, als wäre in diesem Jahr eine Aggressionsmaschine in mir angesprungen. Ich war aus der Kirche ausgetreten und hatte meine übertriebenen Moralvorstellungen abgestreift. Meine Kameraden drängten mich, Kurssprecher zu werden, und ich entwickelte mich zu einem ziemlichen Prahlhans.

Im Winter 1968 – meinem dritten und Dianes zweitem Studienjahr – trampte ich wieder einmal übers Wochenende zu ihr nach Philadelphia. Normalerweise schaffte ich die vierhundert Meilen in rund sieben Stunden. In jenen Jahren wurde man normalerweise problemlos mitgenommen, denn Amerika wurde von weniger Ängsten geplagt als heute. Aber an jenem Wochenende brach ein Blizzard los, sodass ich fast den ganzen Tag unterwegs war, darunter zwei Stunden auf einem Traktor und vier Stunden in Lastwagen. Hinzu kamen viele kurze Strecken mit Vertretern und anderen, die bei diesem Wetter auf ansonsten gähnend leeren Straßen fahren mussten. An diesem Tag fielen über sechzig Zentimeter Schnee, und die Böen erreichten fünfzig Meilen pro Stunde, was die Sicht (und damit natürlich das Trampen) ziemlich erschwerte. Erst nach sechzehn Stunden Fahrt erreichte ich mitten in der Nacht mein Ziel. Diane hatte mir ein Motelzimmer in der Nähe ihres Colleges besorgt. Als wir uns an ihrem Wohnheim trafen, war ich von Reif überzogen. Sie küsste mich und fragte: »Warum bist du in diesem Schneesturm gekommen?« Mir fiel nichts ein, also antwortete ich: »Keine Ahnung… Das heißt wohl, dass ich dich liebe.« Einen Monat nach meinem Abschluss, im Juni 1969, heirateten wir und sind noch heute unzertrennlich.

Nach der Hälfte meiner Collegezeit begann für mich ein wildes Partyleben, unter dem auch meine Noten litten. Zuvor war ich bei 1,80 Meter Größe und einem Gewicht von 100 Kilogramm sehr sportlich gewesen, doch jetzt ließ ich mich gehen, um mich nur mehr zu amüsieren. Bis zum Abschluss legte ich daher locker zwanzig Kilo zu. Es war der erste große Gewichtsschub in meinem Leben. Mein Vater musste mich tatsächlich in ein Korsett zwängen, damit der Hochzeitsanzug anständig saß. Erst in den Flitterwochen nahm ich wieder ab. Danach hatte ich mit mittelmäßigen Noten zunächst keine weiteren Pläne und zunächst auch keinen Job. Also arbeitete ich auf dem Bau und als Fernfahrer (so bekam ich meine Teamsters Karte für die Fernfahrergewerkschaft). Ich mähte Rasen und stand auf der Rennbahn in Saratoga hinter der Bar. Irgendwann bekam ich eine Stelle als Lehrer an einer katholischen High School für Mädchen. Im Mai 1970 kam unser erstes Kind zur Welt, Shannon, deren Geburt ebenso wie die nachfolgenden Geburten unserer zweiten Tochter, Tara, im Jahr 1971 und dann unseres Sohnes James im Jahr 1974 neben meiner Hochzeit mit Diane zu den wichtigsten Ereignissen meines Lebens zählt.

Die Geburt unserer Kinder begeisterte mich, doch das würdigte ich, indem ich mehrere Nächte durchfeierte. Heute, da Väter viel mehr einbezogen sind, wäre das absolut psychopathisch. Selbst damals wurde ich schief angesehen, aber die Gesellschaft ließ so etwas noch zu. Mit meinen Kindern fühlte ich mich erst verbunden, als sie alt begannen wie menschliche Wesen zu reagieren, also im Kleinkindalter. Zuvor waren sie für mich eher wie Puppen (was bei Vätern vielleicht nicht ungewöhnlich ist). Nachdem ich sie besser kennenlernte, hatte ich große Freude an ihnen, was bis heute so geblieben ist. Sie haben mich glücklich gemacht, und ich war von ihnen fasziniert. Shannon begann schon mit neun Monaten zu laufen und zu sprechen. Sie war sehr unterhaltsam. Tara war stiller und zeigte schon früh eine Begabung, sich zu konzentrieren und ihre Umwelt aufmerksam zu beobachten. Und James fing, glaube ich, erst mit drei Jahren an zu reden. Mit sechs oder sieben gab er dann unglaubliche Dinge über das Wesen der Zeit, über Gott und über das Universum von sich. Meine Kinder sind ausgesprochen unterschiedlich. Als sie klein waren, schmuste, spielte und plauderte ich gern mit ihnen, war also keineswegs ein kühler, abweisender, unzugänglicher Vater. Allerdings ging es weniger um Gefühle als um Unterhaltung und ein intellektuelles Interesse.

Nach dem abrupten Umschwung meiner Einstellungen und auch meiner Aggressivität im Jahr 1968 ging meine Verbundenheit mit anderen, auch Diane, zurück. Danach bemaß sich meine Wertschätzung anderer daran, wie viel Spaß ich mit ihnen haben konnte. Zuvor hatte ich Diane angebetet, dann aber begann ich, Dinge zu sagen und zu tun, die sie erschreckten, und meine Liebe zu ihr veränderte sich. Die Geburt unserer Kinder brachte wiederum eine Veränderung mit sich, denn meine Gefühle verlagerten sich von Leidenschaft auf Bewunderung und Respekt für ihre Arbeit als Mutter. Als ich älter wurde, musste ich lernen, wie man Menschen ihre Liebe zurückgibt, indem man sie bewundert. Heute liebe ich meine Kinder als Freunde. Ich habe viel Respekt vor ihnen, aber ich vergesse beinahe, dass sie meine Kinder sind.

Im Rückblick sagt James, dass er wusste, dass ich ihn liebte (was ich ihm täglich sagte). Ich kam zu vielen seiner Spiele und feuerte ihn an (er wurde Sprintsieger von Orange County, und Shannon und Tara waren beide im ersten Schwimmteam). Er fühlte sich nie von mir im Stich gelassen. Ich lachte viel, doch andere Gefühle zeigte ich selten – in dieser Hinsicht fühlte er sich abgekoppelt.

Ich habe nie vor meinen Kindern geweint (ebenso wenig wie Diane), sodass auch sie versuchten, nicht vor mir zu weinen oder viele Gefühle zu zeigen. Als sie 2005 meine Gehirnaufnahme sahen, reagierten sie wenig überrascht und störten sich nicht daran. Abgesehen von Freude zeigte ich nur ein anderes Gefühl, nämlich Ärger. Es ist schwierig, mich auf die Palme zu bringen. Wenn mich etwas stört, mache ich normalerweise die Tür zu und ziehe mich zurück. Wenn mir jedoch der Kragen platzt, gehe ich hoch wie eine Bombe. Trotzdem sagt James, ich sei stets sein Held gewesen.

Ein zweiter Grund, weshalb ich als Vater emotional vielleicht wenig zugänglich war, war die 100-prozentige Konzentration auf meine Arbeit. Nach dem College hatte ich zunächst ein Jahr an jener Mädchenschule unterrichtet, ehe ich in der Psychologischen Abteilung am Rensselaer Polytechnic Institute ins Masterprogramm aufgenommen wurde. Dort lief ich wissenschaftlich und sozial zu Hochform auf. Es waren herrliche Zeiten für uns alle, und auch für meine Taille. Nachdem ich wieder in jeder Hinsicht in Form war, bekam ich eine Doktorandenstelle an der Medizinischen Hochschule der Universität Illinois, Chicago, wo ich erneut rundum erfolgreich war und nach drei Jahren meinen PhD in der Tasche hatte. Normalerweise nimmt der Doktorgrad mindestens fünf Jahre in Anspruch, aber ich arbeitete Tag und Nacht, weshalb meine Familie mich nur selten zu Gesicht bekam. Außerdem feierte ich weiterhin gern. Mitunter arbeitete ich bis elf Uhr nachts, ging dann in eine Bar, nahm an einem Tanzwettbewerb teil und gewann so ein wenig Geld. Um fünf Uhr früh kam ich nach Hause, und Diane sagte: »Ich dachte, du warst um elf fertig.« Dann antwortete ich: »Äh, ja, und dann bin ich ausgegangen, und guck mal, ich habe hundert Dollar beim Tanzen gewonnen.«

Das war ziemlich extrem, aber Diane, die sich zu Hause um die Kinder kümmerte, beklagte sich selten, wenn ich sie alleine ließ. Ich brauchte nur vier Stunden Schlaf pro Nacht, und die zusätzlichen wachen Stunden wollte ich mich amüsieren. Es war einfach sinnlos, zu einer schlafenden Familie heimzukommen.

Als Wissenschaftler war ich unschlagbar und steuerte bald mit großen Schritten auf eine Postdoktorandenstelle in Neurowissenschaften an der Universität Kalifornien in San Diego zu. Auch das waren sowohl wissenschaftlich als auch gesellschaftlich wunderbare Jahre. Nur nagten Alkoholkonsum, Rauchen und Essen beständig an meiner sportlichen Form, und ich wurde immer dicker. Zwischen 1969 und 1978, als ich an der Universität Kalifornien in Irvine als Professor anfing, trieb ich in Bezug auf Gewicht und Schlafgewohnheiten Raubbau an mir. Zusammen mit den Panikattacken und den diversen Risiken, die ich einging, nahm das dieser ansonsten guten, ja, *zu* guten Zeit ein wenig von ihrem Glanz.

Nachdem es mit meiner beruflichen Leistung und wilden Gewichtsschwankungen viele Jahre auf und ab ging, zeichnete ich diese Wellenbewegungen einmal auf mehrere aneinandergeklebte Blätter Millimeterpapier. Dieser Anblick war verblüffend. Sobald ich mein Gewicht sowie meine wissenschaftlichen und kreativen Leistungen – basierend auf Publikationen, Fördermitteln, Patenten, Gemälden und anderen Kunstwerken – parallel vor mir sah, erschien der Zusammenhang frappierend. Wann immer mein Gewicht seinen Höchststand erreichte (ich wog mehrfach über 130 Kilo), war ich auch extrem leistungsfähig und kreativ. Sobald ich wieder das Gewicht zum Höhepunkt meiner Leistungsfähigkeit am College erreiche (86 bis 96 Kilo), sank meine Produktivität für ein bis zwei Jahre auf Null.

Je mehr ich aß, rauchte und feierte und je weniger Sport ich trieb, desto besser war meine Leistungsfähigkeit, und zwar in allen Bereichen meines Berufsfelds. Und noch etwas fiel mir auf: Wenn ich Gewicht zulegte und in Richtung Höchstgewicht marschierte, schien ich auch persönlich besser mit den Menschen kommunizieren zu können, die mir nahe standen. Besonders mit Familienmitgliedern kam ich offenbar in meinen Fressphasen besser zurecht. Irgendwie waren diese positiven Merkmale – intellektuelle und kreative Leistung und zwischenmenschliche Verbundenheit – immer miteinander verknüpft. Wenn ich hingegen abspeckte, was mitunter mit verstärktem Rauchen einherging, sah ich zwar besser aus, war aber unproduktiv und kein bisschen einfühlsam. Regelmäßig verwandelte ich mich in einen gut aussehenden Lackaffen oder gar Trottel, und in solchen Zeiträumen war mir vollkommen gleichgültig, ob mein Verhalten andere seelisch oder gar körperlich verletzte.

Sobald ich weniger wog, wurde ich auch aggressiver. Beim Baseball saß ich dicht am Feld und brüllte die Spieler an (insbesondere A. J. Pierzynski, den Catcher der Rangers). Wenn andere Fans sich über meine wüsten Beschimpfungen beschwerten, fuhr ich sie an: »Willst du mich anmachen?« Normalerweise bin ich nicht so leicht zu verärgern und werde auch nicht körperlich aggressiv, doch in der richtigen Stimmung kann ich ziemlich randalieren. Ich bin also jemand, den man lieber um sich hat, wenn er dick ist und am besten ein paar Drinks intus hat. Dann bin ich ein echtes Goldstück.

Diese körperlichen und geistig-seelischen Veränderungen schienen genau das Gegenteil dessen zu sein, wie ein normaler Mensch darauf reagiert, gut oder schlecht in Form zu sein. In den 90ern witzelten meine Freunde und ich oft darüber (im Gegensatz zu Diane, die sich ständig um meine Gesundheit sorgte), und ich habe bis heute nicht herausgefunden, wie es zu diesen Verhaltensschwankungen sowie Gewichtsschwankungen von 30 bis 45 Kilo kam. Natürlich hatte ich ungewöhnlich lange Aktivitätszyklen von Serotonin, Dopamin und vielleicht den Endorphinen und Testosteron in meinem limbischen System in Verdacht – insbesondere im Temporallappen und dem damit verknüpften limbisch-emotionalen Gehirnanteil, wo diese Neurotransmitter, Modulatoren und Hormone am stärksten zusammenwirken. Für dieses wilde Auf und Ab könnten Veränderungen in meinen serotoningesteuerten Tages- und Schlafrhythmen verantwortlich gewesen sein, doch das ist reine Spekulation. Normalerweise geschehen meine Gewichtsschwankungen von allein, wobei ich gelegentlich mitbekomme, dass mein Hintern den Sessel zu sprengen droht. Den Entschluss abzunehmen setze ich dann auch um, denn im Grunde bin ich ein willensstarker Mensch.

Nachdem ich 2011 nun ins Grübeln geraten war, wie meine Veränderungen bei der Verbundenheit mit anderen sich in diese Monate bis Jahre währenden Schwankungen bei Verhalten und Körperumfang fügten, wurde mir plötzlich bewusst, dass irgendetwas an meiner Fähigkeit, zwischenmenschliche Beziehungen zu pflegen, möglicherweise grundsätzlich falsch war.

Empathie kann man sich auf mehrfache Weise vorstellen. Zum einen wäre da der Unterschied zum Mitleid. Empathie bedeutet gemeinhin, dass man in der Lage ist, sich in jemand anderen hineinzuversetzen. Man stellt sich vor, das, was ihm widerfährt, wäre einem selbst so geschehen. Mitleid hingegen erfordert nicht, dass man das fühlt oder gar selbst erlebt hat, was der andere möglicherweise gerade durchmacht. Mitleid entspricht eher der Erkenntnis, dass etwas dem anderen zu schaffen macht, und dem Wunsch, etwas gegen diesen Schmerz zu unternehmen. Empathie bezieht sich für gewöhnlich auf die emotionale Reaktionsfähigkeit auf ein individuelles Gegenüber. Ein Beispiel für Mitleid ist, dass jemand erfährt, wie schwer es die Opfer eines Erdbebens oder einer Flut haben, und sie mit Zeit oder Geld unterstützt, auch wenn er selbst nie Ähnliches erlebt hat. Das bedeutet *nicht,* dass der mitleidige Mensch, der auf dieses Bedürfnis reagiert, sich nicht empathisch in die Opfer hineinversetzen könnte. Es wäre nur nicht erforderlich. Umgekehrt gibt es durchaus empathische Menschen, die den Schmerz anderer in sich selbst spüren können, aber nichts unternehmen, um dem anderen zu helfen. Die bahnbrechenden physiologischen Studien von Marco Iacoboni von der Universität Kalifornien in Los Angeles lieferten ein Modell, wie die Prozesse im Gehirn Menschen zumindest auf intellektueller Ebene oder auf der Ebene der kognitiven Wahrnehmung verbinden können.

Das System der Spiegelneuronen ist ein hypothetischer Schaltkreis im Gehirn, der auf Iacobonis Erkenntnis beruht, dass Primaten Nervenzellen besitzen, die reagieren, wenn eine Person sieht, wie andere sich verhalten, und wenn die Person diese Handlungen selbst vollzieht. Die überlegene Fähigkeit von Primaten, insbesondere Menschen, etwas nachzumachen, nachdem sie jemand anderen bei dieser Tätigkeit beobachtet haben, beruht nach dieser These auf dem Schaltkreis, den diese Nervenzellen in Frontallappen und Scheitellappen bilden.

Dieses Modell liefert beispielsweise eine Erklärung, warum Menschenkinder ihrer Mutter bei etwas zusehen – beispielsweise beim Handtücher falten – und es sofort selbst probieren können. Das sensorisch-motorische System, das verwendet wird, um der Mutter zuzusehen, gehört zur selben Gruppe Zellen, mit denen das Gehirn die Aufgabe ausführt. Erwachsene können das Spiegelneuronensystem auch einsetzen, um kompliziertere motorische Abläufe nachzuahmen.

1990 bis 1991 war ich zum ersten Mal längere Zeit in Afrika, genauer gesagt in Kenia, wo ich im Rahmen eines Fulbright-Forschungsstipendiums Untersuchungen zum Thema der Wachstumsfaktoren im Primatengehirn anstellte. Mein Bruder Tom, der vermutlich beste Sportler unter meinen Geschwistern, kam aus New York angereist, um mich dort zu besuchen. Auf einer Safari begleitete er mich in ein abgelegenes Dorf an der Grenze zu Uganda. Dort lebte die Familie meines Gärtners, Bernard, der sich in Nairobi für mich um Haus und Garten kümmerte, und ich hatte ihm und seiner

Familie das Material für ein modernes Wellblechdach besorgt. Der Rest des Dorfes lebte noch immer in kleinen runden Lehmhütten mit Strohdächern. Tom und ich wollten unterwegs auch Golf spielen, weshalb ich meine Schläger mitgenommen hatte. Viele im Dorf hatten noch nie einen Weißen gesehen, geschweige denn einen Golfschläger. Tom und ich bemerkten hinter dem Dorf ein dreihundert Meter langes Feld. Deshalb bat ich Bernard, seinen Nachbarn eine Frage zu stellen: »Möchte jemand von euch Golf spielen lernen?« Aus der rund hundertköpfigen Schar traten ein paar Mutige hervor, unter ihnen das Familienoberhaupt, ein gepflegter Herr von rund achtzig Jahren im Anzug, auf dessen Hut ein rotes Christenkreuz prangte.

Erst sahen sie zu, wie ich meinen Schlag versiebte und ganze dreißig Meter schaffte, was Bernard zum Kichern und Tom herzlich zum Lachen brachte. Dann trat Tom vor und schlug seinen Ball bis ans Ende des Felds. Der versammelte Clan reagierte angemessen beeindruckt. Nun kam der Älteste an die Reihe, nahm sich einen Schläger – ein Gerät, das er nie zuvor gesehen, geschweige denn benutzt hatte – und schlug mit schneller, kräftiger Bewegung nach dem bereit gelegten Golfball. Er verpasste den Ball, doch keiner muckste sich. Drei Sekunden später schlug er so zielstrebig noch einmal zu, als würde er eine Sichel durchs Feld ziehen, traf perfekt und schlug den Ball mit nur geringer Abweichung von der Flugbahn rund 150 Meter weit. Danach traten alle Männer, Frauen und Kinder nacheinander vor. Beim ersten Mal schlugen alle daneben, doch gleich darauf trafen sie, und ein paar von den erwachsenen Männern sandten den Ball über 200 Meter durch die Luft.

Das war ein Beispiel, was ein solides Spiegelneuronensystem vermag, wenn es aus allen Rohren feuert. Als ich im Folgejahr erneut in das Dorf kam, hatte ich den Eindruck, sie hätten ihren eigenen Zwei-Loch-Golfclub gegründet. Was ich ihnen kaum verübeln konnte.

Das Spiegelneuronensystem erklärt zumindest teilweise, warum Menschen eine komplexe Aufgabe ganz ohne vorherige Übung rasch übernehmen können. Gibt es einen ähnlichen Schaltkreis für Empathie, der womöglich mit dem Spiegelneuronensystem interagiert? Einzelheiten über einen solchen Schaltkreis sind zwar bisher nicht bekannt, aber es gibt einige Bildgebungsstudien, die darauf hindeuten, dass zumindest im Labor immer wieder dieselben Gehirnareale aktiv werden, und damit bestimmte Faktoren beleuchten, die beim Vorliegen oder Fehlen von Empathie beteiligt sein dürften. Neben anderen Forschern haben Jean Decety von der Universität Chicago, Yan Fan von der Universität Ottawa und Knut Schnell von der Universität Heidelberg mit funktionellen Bildgebungsverfahren (fMRT) Untersuchungen zum Wesen der Empathie angestellt. Wenn wir einen glücklichen, traurigen oder ärgerlichen Gesichtsausdruck sehen, leuchten in unserem Gehirn die Regionen auf, die für eben diese Emotionen zuständig sind. Wenn man davon ausgeht, dass das eigentliche Spiegelneuronensystem einen kognitiven Schaltkreis bildet, und nun die Areale hinzufügt, die mit dem Spiegelsystem verbunden sind, aber Emotionen verarbeiten, können wir uns einen breiter angelegten Schaltkreis vorstellen, welcher der Empathie zugrunde liegt. Diese zusätzlichen Areale umfassen die Inselrinde (Insula), einen isolierten Bereich der Gehirnrinde, der von den äußeren Falten von Frontal-, Temporal- und Parietallappen überlagert und mit all diesen Bereichen verbunden ist, sowie die Emotionen vermittelnden Bereiche des anteriormedialen Temporallappens und der Amygdala, die in der Seitansicht des Gehirns nicht zu sehen sind.

Diese Regionen haben Verbindungen zum orbitalen und zum unteren frontalen Cortex, wie der Abbildung 7A zu entnehmen ist. Dementsprechend sind sie mit dem Empfinden und der Steuerung von Arealen für Hedonismus, Lust, Stress und Schmerzempfinden verbunden, die tief im Gehirn liegen und dort Serotonin, Dopamin, Testosteron, corticotropinrealeasing Hormon (CRH) und Endorphinrezeptoren, aber auch den Systemen für Vasopressin und Oxytocin ausgesetzt sind.

Diese Hormon- und Neurotransmittersysteme spielen für die Empathie offenbar eine große Rolle. Simon Baron-Cohen

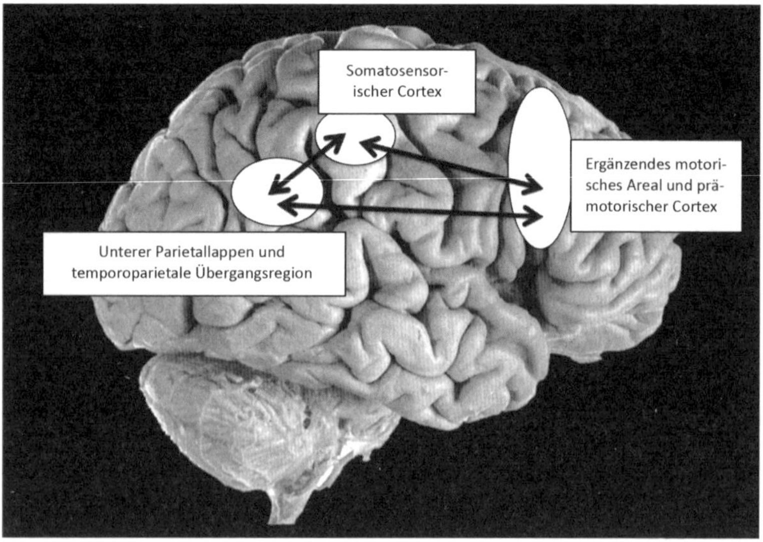


**Abbildung 7A:** *Spiegelneuronensystem*

(Universitäten Reading und Cambridge), Paul Zak (Claremont Graduate University), Sarina Rodrigues (Universität Kalifornien, Berkeley) und andere konnten die Bedeutung der genetischen Allele nachweisen, die diese empathiebezüglichen Neurochemikalien verarbeiten, welche ein breites Spektrum an Empfindungen im Zusammenhang mit Empathie beeinflussen. Auf der negativen Seite stehen dabei Furcht, Ablehnung, Trennungsangst, Neid, Eifersucht, Selbstsucht und Schadenfreude, auf der positiven Seite hingegen Mitleid, Bedauern, Nächstenliebe, Verbundenheit mit der Familie und dem Stamm, Großzügigkeit, Vertrauen, Altruismus (falls es so etwas gibt), romantische Liebe und (vielleicht) Heimatliebe, Liebe für die Menschheit und für Gott.

Zum Vergleich der Hirnaktivität in den Bereichen, die emotionale Empathie verarbeiten, dient die Abbildung 7B (unten). In diesen drei Querschnitten aus den PET-Aufnahmen meines Gehirns liegt der Bereich in meiner Insula mit einem anomalen Gemisch aus sehr geringer und sehr hoher Aktivität jeweils an der Spitze des weißen Pfeils. In dieser Schwarz-Weiß-Abbildung ist leider nicht zu erkennen, dass die Schattierung dieses Areals eine verminderte Aktivität anzeigt. Ein zweiter Bereich, der mit Empathie zusammenhängt, das vordere Cingulum, ist in meinem Gehirn ebenfalls wenig aktiv. Der obere Anteil des Cortex hingegen ist bei mir deutlich aktiver als bei anderen Menschen, was auf kalte Kognition hindeutet.

Angesichts zahlloser Hirnareale und Gene, die an dem mitwirken, was wir schlicht als Empathie bezeichnen, überrascht es nicht, dass zu diesem Begriff und seiner Bedeutung so viele unterschiedliche Beschreibungen und Konzepte exis-

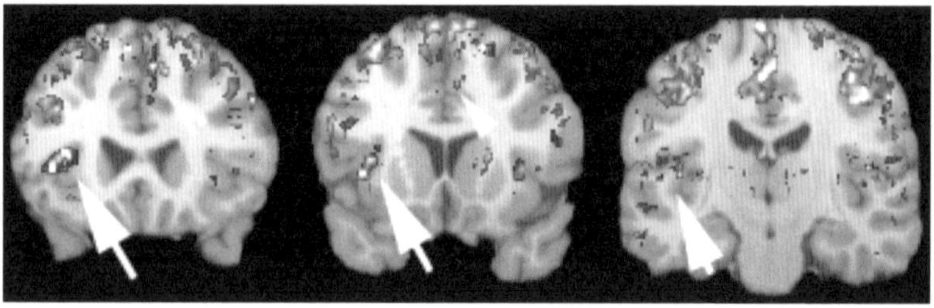

**Abbildung 7B:** *Meine PET-Aufnahmen.*

tieren. Normalerweise assoziieren wir einen Mangel an Empathie zu Recht mit Psychopathie, denn die meisten Psychopathen sind zwar nicht gewalttätig, verhalten sich anderen gegenüber jedoch kaltschnäuzig und geradezu gefühllos – die anderen sind ihnen einfach gleichgültig. Viele hegen jedoch durchaus Gefühle für etwas oder jemanden. Auch psychopathische Mörder sagen, dass sie ihre Eltern und Geschwister lieben, auch dann noch, wenn ebendiese Menschen durch frühkindliche Misshandlungen und Vernachlässigung einst die psychopathische Veranlagung aktiviert haben. Denken Sie an den Helden aus *Das Schweigen der Lämmer,* der unschuldige Frauen abschlachtete, ohne mit der Wimper zu zucken, aber sichtliche Angst entwickelte, als sein Pudel in Gefahr geriet. Gleichzeitig können solche Psychopathen den Rest der Gesellschaft hassen und sich mit oder ohne Gewalt an ihr rächen wollen.

Ein Psychopath, dessen Vater an der Börse oder bei einem schlechten Geschäft das gesamte Geld der Familie verloren hat, kann diese Rache durchführen, indem er seinen Hass auf Finanzinstitute konzentriert. Psychopathische Terroristen oder Diktatoren möchten sich vielleicht für das Unrecht rächen, das in ihren Augen ihrem Clan, Stamm oder Volk, ihrer Bevölkerungsgruppe oder aber ihrer Religion widerfahren ist. Das wiederum weckt den verstörenden Gedanken, dass die kältesten und gewalttätigsten Terroristen, Einzeltäter oder Diktatoren tatsächlich einen ausgeprägten Sinn für »Empathie« besitzen – allerdings nur gegenüber ihrer eigenen Gruppe, nicht jedoch gegenüber dem Leben und Wohlergehen anderer.

Neben dieser Vermischung unterschiedlicher Arten von Empathie, die sich auf den Widerspruch zwischen Individuum und Gruppe bezieht (also gewissermaßen zu dem anfangs erläuterten Unterschied zwischen Empathie und Mitleid passt), existiert ein zweiter wichtiger Widerspruch, nämlich zwischen emotionaler und kognitiver Empathie. Die kognitive Empathie entspricht der »Theory of Mind« (siehe Kapitel 3), deren Entwicklung in der frühen Kindheit beginnt und bis ins Erwachsenenalter verläuft. Entwicklungstechnisch ist sie ein Meilenschritt, bei dem das Kind lernt, dass es bestimmte Impulse besitzt – Wünsche, Absichten, Überzeugungen –, und dass auch andere ähnliche Impulse kennen, die jedoch von den eigenen abweichen können. Ein Mensch mit Autismus wird keine normale Theory of Mind entwickeln. Dasselbe gilt möglicherweise auch für Personen mit bestimmten Persönlichkeitsstörungen, zum Beispiel einer Borderline-Störung und bestimmten Formen der bipolaren Störung. Menschen mit Psychopathie, Narzissmus und bestimmten affektiven Spielarten der Schizophrenie können hingegen kognitive Empathie besitzen, aber zu wenig emotionale Empathie. Diese beiden Formen des Empathieverlusts lassen sich mit einer Unterfunktion verschiedener Bereiche im unteren (ventralen) Teil des präfrontalen Cortex in Verbindung bringen.

Rebecca Saxe vom Massachusetts Institute of Technology (MIT) konnte kürzlich nachweisen, dass die Theory of Mind teilweise in der nicht-dominanten Gehirnhälfte angesiedelt ist, und zwar dort, wo der Temporallappen in den Parietallappen übergeht. Diese temporoparietale Übergangsregion (TPJ) ist ein Knotenpunkt im Spiegelneuronensystem und eine Schlüsselregion für einen Schaltkreis, in dem die Wahrnehmung der Absichten, Moralvorstellungen und Ethik anderer verarbeitet wird. Dadurch ergänzt diese Übergangsregion den orbitalen Cortex im Frontallappen, in dem die eigenen Absichten, Moralvorstellungen und ethischen Werte verarbeitet werden. Und diese beiden Bereiche der vorderen und hinteren Großhirnrinde sind miteinander verbunden, möglicherweise zum neuroanatomischen Schaltkreis für die Goldene Regel.

Damit erhebt sich eine Schlüsselfrage: Woran kann jemand erkennen, ob es ihm an Empathie mangelt? Wenn diese Empfindung fehlt, besteht eine große Wahrscheinlichkeit, dass man hiervon gar nichts bemerkt, weil man nicht weiß, worum es geht. Es ist nicht genau dasselbe, als wenn man einen von Geburt an Blinden fragt, wie »blau« aussieht, weil ihm dieses Bezugssystem definitiv fehlt. Vielmehr könnte man es damit vergleichen, dass man jemanden, der in Bezug auf Blau farbenblind ist, fragt, wie »blau« aussieht. Er kann blaue Dinge durchaus sehen. Vielleicht sehen sie für ihn so ähnlich aus wie grüne Dinge. Doch der Unterschied zu blau ist für einen solchen Menschen unerfindlich. Ich habe mir Interviews mit Serienmördern angesehen, und mir kommt es so vor, als wäre vielen davon ihr Mangel an Verbundenheit gar nicht bewusst. Wie also soll einem ohne professionelle Diagnose selbst bewusst werden, dass man sozusagen emotional farbenblind ist?

65 Jahre meines Lebens wäre ich nie auf die Idee gekommen, dass es mir an Empathie mangeln könnte. Ich war glücklich verheiratet, hatte eine wunderbare Familie und einen wirklich großen Freundeskreis, viele gute Bekannte und Kollegen. Warum sollte ich meinen Sinn für Empathie hinterfragen? Wer würde sich schon mit jemandem abgeben wollen, der emotional nicht zugänglich ist?

Bis ich meine Gehirnaufnahme entdeckte und selbst einige Jahre danach verschwendete ich an negative Kommentare zu meiner Persönlichkeit keinen zweiten Gedanken. 1990 sollte ich einmal mit einem Kollegen bei einer beruflichen Veranstaltung einen Vortrag halten, aber ich ließ die Sache platzen und zog lieber in eine Bar ab. Verärgert sagte mein Kollege: »Du bist ein absoluter Soziopath. So etwas tut man nicht!« Ein anderes Mal tauchte ich in Miami nicht zu meinem Vortrag auf, weil ich lieber eine tolle kubanische Band hören wollte. »Du bist doch ein Psychopath«, sagte mein sitzengelassener Mitarbeiter. »Wie konntest du das tun?« Ich schob eine Autopanne vor, denn ich wusste durchaus, dass es falsch gewesen war. Aber da niemand zu Schaden gekommen war, fand ich die Geschichte nicht so wichtig.

Man tituliert andere oft als Spinner oder »Psycho«, ohne dies wörtlich zu meinen. Rückblickend jedoch hätte ich wohl einmal innehalten und überlegen müssen, wer das zu mir sagte: Es waren geschulte Psychiater, die sich auf geistig-seelische Störungen spezialisiert hatten und einen Fachbegriff bestimmt nicht einfach so missbrauchen würden, nur weil sie sich über mich ärgerten.

Nachdem ich über ein Jahr hinweg über meine Aufnahmen nachgedacht hatte, kamen mir auch diese damaligen Aussagen wieder in den Sinn. Zum ersten Mal überlegte ich ernsthaft, welche Botschaft mir meine Freunde, Angehörigen und Kollegen eigentlich vermitteln wollten.

Mir wurde klar, dass ich häufig tatsächlich keine direkte emotionale Verbindung zu anderen aufnehme. Ich verstehe auch nicht, wie mein Verhalten auf sie wirkt. Ich betrachte solche Dinge kalt und distanziert. Erst wenn ich die Wirkung sehe, kann ich kognitiv einschätzen, was ich gerade tue. Erst da wurde mir bewusst, dass meine Neckereien, die eigentlich nicht böse gemeint waren, andere tatsächlich verletzen konnten, und dass ich mich gar nicht bemühte, zu erkennen, ob ich nicht zu weit ging. Ich brachte auch regelmäßig Nahestehende in Schwierigkeiten, allein zu meiner Erbauung und weil es mir Spaß machte. Nicht dass ich nicht genau wüsste, was Empathie ist, aber heute kann ich Verhaltensweisen betrachten – wie Menschen füreinander über den eigenen Schatten springen, wie viel sie weinen –, und nun sehe ich, dass ich wirklich anders bin als die meisten Leute.

Es gab viele Vorfälle, die darauf hindeuteten, dass mein Erwachsenenleben von einer Verflachung der Gefühlswelt und grenzwertiger Psychopathie geprägt sein würde. 1968 wurde ich bei einer Spritztour zum berühmten Karneval in der Stadt Quebec Zeuge eines tödlichen Autounfalls. Es herrschte Schneesturm, und mein Wagen wurde von zwei schnelleren Fahrzeugen überholt, von denen das eine in der Nacht verschwand, während das andere von der Straße abkam und im Graben landete. Mit über siebzig Meilen pro Stunde prallte es frontal gegen einen Baum. Ich sprang aus dem Auto, rannte die Böschung hinunter und konnte immerhin durch ein zerborstenes Fenster zum Gesicht des Fahrers vorkriechen, einem älteren Herrn, der im Sterben lag. Seine Brust war zerschmettert, und während er mir gurgelnd Blut ins Gesicht röchelte, hielt ich ihn zwanzig Minuten lang durch Mund-zu-Mund-Beatmung am Leben, bis die Polizei eintraf. Sie zogen mich an den Beinen aus dem fremden Wagen, doch ich tobte, denn ich war so darauf versessen, ihn wiederzubeleben. Nachdem ich in der Wache meine Aussage gemacht hatte, beendete ich die Befragung, indem ich dem Sergeant höchst melodramatisch das blutige Gebiss des alten Mannes auf den Schreibtisch pfefferte. Eine Minute später war mir die Sache völlig egal, und ich fuhr weiter, um in Quebec zu feiern, wo ich den Vorfall gegenüber meinen ehemaligen Klassenkameraden nur kurz erwähnte. Nur eines machte mir noch lange zu schaffen: Der alte Mann war mir nach dem Ereignis relativ egal gewesen, doch das ganze Erlebnis hatte mir einen echten Kick gegeben. Es hatte Spaß gemacht!

Bei anderen Dingen bemerkte ich, dass meine Augen trocken blieben und mein Herz nicht schneller schlug, während andere Menschen ein tragisches oder trauriges Ereignis beweinten. An den Mord an John F. Kennedy erinnere ich mich, weil alle anderen so erschüttert reagierten. Mich persönlich interessierte eher, was eigentlich geschehen war. Als ich an der Universität Nairobi tätig war, kam ich einmal ins Leichenschauhaus, wo eine ganze Familie um ein kleines Mädchen herumstand, das in einem weißen Kleid auf einer eisernen Bahre ruhte. Ich sah das Kind an und sagte: »Was für ein hübsches Kleid.« Dass ich mehr auf das Kleid achtete als auf das tote Mädchen, fiel mir damals überhaupt nicht auf. Heute durchaus. Ich rege mich nicht einmal auf, wenn ich mich verletze. Im College stieß ich einmal den Arm durch ein Glasfenster. Der Schnitt reichte vom Handgelenk bis zum Ellbogen, und ich betrachtete in aller Ruhe die Sehnen – mit dem Auge des Anatomen. Solche Vorfälle hätten mir verraten müssen, dass an meiner (fehlenden) emotionalen Reaktion etwas verkehrt war. Aber woher hätte ich wissen sollen, dass ich kein normales Gehirn hatte?

Bei näherer Betrachtung meines Verhaltens und meiner Persönlichkeit erkenne ich mittlerweile, dass mein relativer Mangel an Empathie gut zu meinem Ehrgeiz passt. Da ich die Gefühle anderer kaum wahrnehme, habe ich wenig Skrupel, alles zu tun, was sein muss, um aus einem Wettbewerb als Sieger hervorzugehen oder jemanden zu überreden, das zu tun, was ich von ihm will. Meine Kinder habe ich nie absichtlich gewinnen lassen, auch nicht als sie noch klein waren. Jetzt, wo sie groß sind, schlagen sie mich gnadenlos, besonders beim Scrabble. Allerdings bin ich ein schlechter Verlierer. Beim Scrabble täusche ich und lüge über meine wahren Pläne. Das ist in meinen Augen nicht gemogelt – Mogeln macht keinen Spaß. Andere zu manipulieren (ein typischer Zug eines Psychopathen), ist viel lustiger. Ich will fair und ordentlich gewinnen, die anderen dabei aber trotzdem fertigmachen. Meinen Kindern habe ich beigebracht, dass man beim Spielen gnadenlos sein muss – sonst ist es kein echter Sieg. Und ich lehrte sie, dass Gnadenlosigkeit Respekt vor dem Gegner sei, aber das ist Unsinn. Ich will eben einfach gewinnen. Es ist das reine Ego, Narzissmus, Ehrgeiz pur. Dank des Kriegergens steckt uns dieser Ehrgeiz im Blut.

Zum Glück für meine Mitmenschen habe ich nur selten böse Absichten. Es macht mir kein Vergnügen, anderen zu schaden; es macht mir jedoch nicht viel aus, wenn zufällig jemand Pech hat, während ich meine eigenen Ziele verfolge oder mich sogar vergnüge. Ich liebe einen guten, derben Scherz, und selbst wenn ich (normalerweise) nichts Gefährliches oder Illegales tue, weiß ich doch, wann ich unbeabsichtigt die Gefühle anderer verletze oder sie bloßstelle. Es stört mich jedoch nicht besonders. Ich bin auch dafür bekannt, dass ich lüge, um mich bei meinem Gesprächspartner einzuschmeicheln. Das ist Teil meiner Spielernatur, eine Methode, das Leben so zu gestalten, dass mir niemals langweilig wird. Die Lüge besteht jedoch eher darin, dass ich gewisse Informationen weglasse, nicht im Hinzufügen falscher Informationen. Wenn jemand mich also fragt, was ich so mache, sage ich vielleicht, dass ich Barkeeper und LKW-Fahrer bin, aber schon länger aus dem Geschäft raus. Gewissermaßen stimmt das sogar, aber insgesamt ist es doch eine Lüge, zu der ich vielleicht greife, wenn ich es für richtig halte und von dem anderen etwas will.

Solche Verhaltensweisen können auf manche Psychopathen zutreffen, doch letztlich ist jeder verschieden. Manche stammen aus schlechten Familien und schlagen um sich, weil sie von ihren Vätern geschlagen wurden. Die meisten sind gefühlstaub und schwer zu stimulieren. Wie ein Süchtiger brauchen sie immer mehr, um in Hochstimmung zu kommen, immer extremere Situationen, um überhaupt noch etwas zu spüren. Das lässt sich positiv ausdrücken, über romantische Liebe, oder aber – nach Misshandlungen – über Rache. Bei sexuellem Missbrauch kann es in Bezug auf Sex und Gewalt sogar zu einer Fehlverdrahtung im Gehirn kommen, die eine Vergewaltigung nach sich ziehen kann. Dieses Thema ist noch nicht ausreichend erforscht.

In vielen Fällen manipuliere ich andere wegen meiner persönlichen Abenteuerlust und Vergnügungssucht. Ich bin ständig auf der Suche nach etwas Spannendem oder Angenehmen. Deshalb bin ich auch dafür bekannt, dass ich andere gegen die Wand rennen lasse, bloß um mir einen kleinen Kick zu verschaffen.

1990 nahm ich an meinem Labor an der UC Irvine ein Sabbatjahr, was bei Biomedizinern im Forschungsbereich ziemlich ungewöhnlich ist. Sabbatjahre unterbrechen die Forschungstätigkeit und die Ausbildung der Studenten im Labor, sodass sie insgesamt extrem unproduktiv sind. Doch damals nahte bei den Kindern das Ende der Collegezeit. Bald würden sie heiraten, und dann wäre die Chance auf eine große gemeinsame Reise vertan. Ich wollte unbedingt auf die andere Seite der Erde reisen. Also drehten wir den Globus und landeten in Ostafrika. Ich bewarb mich erfolgreich für ein Fulbright-Forschungsstipendium, und schon waren wir auf dem Weg nach Nairobi und in die Serengeti. Ich stellte Geräte für die Hirnforschung zusammen, mit denen ich neun Monate an der Medizinischen Hochschule der Universität Nairobi forschen wollte. Für sechs Wochen wurde ich von der ganzen Familie begleitet, die dann nach Kalifornien zurückkehrte. Während meines Aufenthalts wurde ich in verschiedenen beunruhigenden Gesprächen in den mutmaßlichen Ursprung des Ebola- und Marburg-Virus eingeweiht, die lebensbedrohliche innere Blutungen in Gang setzen, und erfuhr Näheres über HIV und Aids.

In jenem ersten Jahr meiner Auszeit berichteten mir zwei Ärzte aus dem Krankenhaus Nairobi von einem Mann, der 1989 aus einer abgelegenen Bergregion dorthin gebracht worden war, weil er aus fast allen Körperöffnungen blutete. Er starb binnen einer Woche. Es stellte sich bald heraus, dass er die Kitum-Höhle im Mount Elgon aufgesucht hatte, der sich im Westen Kenias in der Nähe der Grenze zu Uganda befindet. Den Namen der Höhle erkannte ich sofort: Seit Jahrtausenden führen alte Elefantenkühe ihre Herden dort tief in den Berg, um im Schutz der Dunkelheit an den Wänden zu scheuern und so an lebensnotwendige Salze und Mineralstoffe zu gelangen. Diesen Ort hatte ich schon immer einmal sehen wollen, war angesichts der Geschichte aber doch zurückhaltend. Der Mann hatte sich mit dem hämorrhagischen Marburg-Virus infiziert, das eng mit dem Ebola-Virus verwandt und ebenso gefährlich ist.

Als im Dezember mein Bruder zu Besuch kam, gingen wir im Nordwesten Kenias auf Safari. Bei dieser Gelegenheit wollte ich endlich die Kitum-Höhlen aufsuchen. Ich wollte das Prickeln der Gefahr, erzählte Tom aber nur von den Elefanten. Als wir den Mount Elgon Nationalpark erreichten, war die Gegend menschenleer. In der Hütte der Ranger am Zugangstor erfuhr Tom von Unruhen auf dem Berg und einer zunehmenden Präsenz bewaffneter Rebellen aus Uganda im Park. Deshalb waren die Besucher seit fast einem Jahr ausgeblieben. Für mich bedeutete das nur, dass wir eine unerwartete Fülle und Vielfalt an Wild sehen würden, weil der ganze Berg nun menschenleer war. Also fuhren wir weiter und fürchteten weder menschengemachte noch sonstige Gefahren.

Schließlich erreichten wir den einzigen Ort, an dem wir unser Camp aufbauen durften. Ich mochte meinem Bruder nicht erzählen, dass es dieselbe kleine Lichtung war, auf der jener Unglücksrabe von damals nur wenige Wochen vor seinem Tod ebenfalls gezeltet hatte. Wir sammelten jede Menge Feuerholz und zündeten bei Anbruch der Dämmerung ein Feuer an.

Am Äquator wird es schlagartig dunkel. Zehn Minuten nach Sonnenuntergang setzte das unheimliche Bellen der Hyänen ein. Nach einer Stunde hörten (oder spürten) wir das Dröhnen der Elefantenfüße, als eine Herde vielleicht zweihundert Meter weiter gemächlich an uns vorbeizog. Gegen elf Uhr hörten wir zwei Löwen brüllen und vernahmen erneut das gänsehauterzeugende Keckern einer Hyäne. Wir fanden, es sei an der Zeit, die größeren Raubtiere zu verscheuchen. Also griffen wir beide nach langen, brennenden Ästen, mit denen wir kläglich brüllend herumschwenkten. Es war eine Szene wie aus *Am Anfang war das Feuer*, aber immerhin funktionierte es. Der Wald verstummte, und wir konnten uns in unseren Decken am Feuer zusammenrollen. Doch nach einer Stunde erwachte der Wald wieder zum Leben. Es war, als würden jeder Löwe, jede Hyäne und jeder Leopard ihre Bemühungen, uns und unser Feuer von ihrer Lichtung zu verscheuchen, verdoppeln und verdreifachen. Je näher die Tiere rückten, desto näher rückten Tom und ich ans Feuer heran, dem allmählich leider das Brennmaterial ausging. Als dem älteren und größeren Bruder war es mir gelungen, den inneren Platz zu ergattern, der näher am Feuer lag, und ich sorgte dafür, dass mein Rücken, Hals und Kopf ständig von seinem Körper gedeckt waren. Ich versuchte, Tom klar zu machen, dass ich immerhin Frau und Kinder hätte, weshalb es wohl sinnvoller wäre, wenn der erste Löwe oder Leopard – oder gar die erste Hyäne – erst einmal nach ihm schnappte und nicht nach mir. Die ganze Nacht schoben wir beide uns auf engstem Raum strategisch herum. Am anderen Morgen waren wir noch am Leben, aber völlig fertig.

Wir standen schnell auf, kochten auf der Glut des Lagerfeuers Kaffee und entnahmen den Fährten, dass tatsächlich drei der »Big Five« in der Nacht auf der Lichtung gewesen waren. Sie hatten uns jedoch nicht angerührt. Wir fuhren zu dem Weg zu den Kitum-Höhlen weiter, wobei wir feststellten, dass viele junge Bäume entlang des Weges von der Elefantenherde niedergetrampelt worden waren, die diese Nacht an unserem Lager vorbeigelaufen war. Am Zugang zur Höhle stank es im wahrsten Sinn des Wortes bestialisch nach Kot und Urin, und wir entdeckten zahllose Fährten und Hinterlassenschaften von mindestens einem Dutzend Säugetiere. Wir durchquerten einen feinen Sprühnebel zahlloser grasgefilterter Wasserfälle, unter denen in solchen magischen, lauten Nächten wohl auch die Elefanten duschten. Weiter innen sahen wir, wo die Elefanten mit ihren Stoßzähnen frische Rillen gegraben hatten, damit die Herde an die Salze und Mineralien gelangen konnte. An einigen Stellen waren große Trümmer aus der Höhlenwand gebrochen, die uns mitunter den Weg versperren. Im letzten sonnenbeschienenen Bereich der Höhle lag in einem tiefen Felsspalt das verrenkte Skelett eines Elefanten, der im fahlen Dämmerlicht wohl vom Weg abgekommen war. Und dort hörten wir sie. Als sie kamen, verwandelten sich die Geräusche in ein ohrenbetäubendes Kreischen und das heftige Flattern von zehntausend Flügeln. Binnen Sekunden umgaben uns tausende Nilflughunde, die wir aufgestört hatten. Wir ergriffen eilig die Flucht und setzten unsere Reise mit einem Besuch am Turkana-See fort, wo wir die menschlichen Fossilien bestaunen wollten.

Zwei Jahre später, als wir längst in die Sicherheit und die angenehmeren Düfte von Orange County zurückgekehrt waren, erhielt ich einen ziemlich aufgebrachten Anruf von Tom. Offenbar hatte ihm jemand Richard Prestons Artikel »Crises in the Hot Zone« aus dem *New Yorker* und das Buch *The Hot Zone* von 1994 vorgelegt (später mit Dustin Hoffman in der Hauptrolle als *Outbreak* verfilmt). Er hatte goldrichtig erfasst, dass ich ihn absichtlich genau auf den Weg vom Lager zu den Höhlen gelockt hatte, wo jener Mann sich zuvor das tödliche Marburg-Virus zugezogen hatte. Tom war natürlich stinkwütend, dass ich ihn derart in Gefahr gebracht hatte. »Es war ein toller Tag«, schimpfte er, »aber dass du mich an einen derartigen Ort geführt hast, verzeihe ich dir nie!«

Das war weder das erste noch das letzte Mal, dass ich das Leben von Personen aufs Spiel setzte, die mir nahestanden. Ob das ein soziopathisches Verhaltensmuster ist, sorgt für Gesprächsstoff, wenn die Familie nachts am Kamin zusammensitzt. Für manche ist es nur ein Hinweis auf einen abenteuerlustigen Menschen, der andere auf seine geliebten Spritztouren mitnimmt. Für die Leute allerdings, die ich überreden konnte, mich irgendwohin zu begleiten, ohne sie zuvor über die damit verbundenen ernsthaften Gefahren aufzuklären, geht dieses Verhalten weit über die Spielernatur eines Abenteurers hinaus.

Vermutlich könnte man meinen speziellen Mangel an Verbundenheit mit anderen Menschen so beschreiben: Ich lebe in einem empathischen Flachland. Ich verfüge zwar über ein Mindestmaß an Empathie, doch ich tendiere dazu, alle Menschen gleich zu behandeln, ob Familienmitglieder oder Wildfremde. Wie damals in der Kneipenschlägerei, wo ich meinen Kumpel rettete. Ich fand es unfair, dass der andere meinem Freund nachsetzte, der bereits davonlief, aber auch unfair den anderen festzuhalten, damit mein Freund auf ihn losgehen konnte. Meine Freunde halten mich für illoyal, weil ich mit ihnen nicht durch dick und dünn gehe – ich hingegen halte mich einfach für fair. Und wenn sie sich irren, teile ich ihnen dies mit. Meine Familie wiederum möchte immer, dass ich mehr auf sie zugehe, den Kontakt suche oder wenigstens mehr auf sie achte als auf andere Menschen, wenn wir ausgehen. Menschen, die einem nahe stehen, wünschen sich automatisch, dass man sie emotional als etwas ganz Besonderes behandelt. Ist der andere nicht in der Lage, diese Verbundenheit wirklich aus dem Herzen heraus zu gewährleisten, kann dies die Beziehung erheblich beeinträchtigen.

Meine Freundschaften sind weniger eng als die vieler anderer Menschen. Viele Menschen würden behaupten, ich sei sehr großzügig und würde anderen häufig helfen, aber dieses Verhalten rührt auch daher, dass ich später einen Gefallen für mich beanspruchen könnte. So kann ich viel beschäftigte, bekannte Menschen anrufen, denen ich einmal geholfen habe, und fragen: »Kannst du etwas für mich tun?« Und weil ich derartige Verbindungen über Jahre aufgebaut habe, machen sie es sofort. Manch einer würde nun meinen, dies sei eben einfach so üblich, doch das Problem daran ist, dass mir die Menschen, bei denen ich so vorgehe, letztlich ziemlich gleichgültig sind. Ich bin wie ein Mafia-Boss. Als ich damals *Der*

*Pate* sah, kam mir der Protagonist irgendwie ziemlich vertraut vor. Andere sagen, ich würde Gutes tun. Was ich mache, ist also keineswegs verderblich. Niemand fühlt sich hinterher benutzt oder beleidigt. Es ist allerdings keine echte Freundschaft.

Für einen Gefallen eine relativ zügige Gegenleistung zu erwarten, ist keine Manipulation. Männer tun etwas für eine Frau und wünschen sich zur Belohnung Sex. Auch Leute anzufauchen, ist keine Manipulation. Beim Manipulieren ist man vielmehr scheißfreundlich. Ich bin in der Lage, meine Persönlichkeit und einen gewissen angeborenen Charme gezielt in die Waagschale zu werfen. Von klein auf habe ich miterlebt, wie meine Freunde, Brüder und andere männliche Familienmitglieder ständig durch Prügeleien in Schwierigkeiten gerieten, ohne jemals das zu bekommen, was sie wollten. Ich fand das einfach einfältig und ungehobelt. Es macht doch viel mehr Spaß, andere gewaltlos zu manipulieren.

Wenn ich offen sagen würde: »Ich tue das für dich, damit ich dich benutzen kann«, wären viele meiner Freunde dennoch einverstanden, weil sie wissen, dass ich nichts Gemeines von ihnen verlangen würde. Ein Freund meinte dazu: »Ich weiß, dass du mich gerade ausnutzt, aber es ist mir egal.« Sie finden mich witzig, und ich schleppe interessante Leute an, so dass sie mein Verhalten akzeptieren. Manche Menschen aus dem nahen Umfeld, die mein wahres Motiv kennen, mögen das nicht. Sie wollen eine echte Beziehung. Meine Frau will eine echte Ehe.

2002 wurde bei Diane ein Non-Hodgkins Lymphom festgestellt. Sie war davon überzeugt, dass sie sterben müsse, und während der Chemotherapie wollte sie das zeitweise sogar.

Ich kümmerte mich gewissenhaft darum, sie zum Beispiel mit einem besonders nährstoffreichen Grüntee zu versorgen, der die Nebenwirkungen der Chemo linderte, was sie sehr zu schätzen wusste. Es zeigte ihr, wie wichtig sie mir war. Doch 2008 flirtete ich immer wieder ungeniert herum, ohne dass daraus irgendetwas erwuchs, außer dass ich Diane tief verletzte. Sie machte ihren Gefühlen Luft, doch da letztlich nichts Ernstes passiert war, spielte ich die Sache wie üblich herunter. Inzwischen kann ich besser einschätzen, wie schmerzlich meine damalige Taktlosigkeit für sie war, sodass ich nicht weiter darauf eingehen möchte. Ich verstehe einfach nicht von Natur aus, wie leicht ich andere verletzen kann.

In vielerlei Hinsicht kann ich durchaus empathisch erscheinen. Ich bin ein guter Zuhörer und höre gern, was andere so vorhaben. Häufig geht es mir jedoch vor allem darum, einen Zugang zu ihnen zu finden. In der Kneipe oder auf der Rennbahn sind alle mehr oder weniger gleich. Dort ziehe ich los und rede mit den Leuten, ohne zu erwähnen, dass ich Professor bin. Ich stimme mich ganz offen auf sie ein, habe aber dabei stets im Hinterkopf: »Wie kann ich mit ihnen spielen? Wie kriege ich diese Kleine dazu, dass sie sagt: ›Ich will auf der Stelle Sex mit dir‹, oder wie kriege ich den Typ da zu der Aussage: ›Haben Sie nicht einen guten Tipp für eine geschäftliche Investition?‹, oder wann sagt mein Gegenüber: ›Was ich jetzt sage, ist aber streng vertraulich‹?« Einen derartigen Zugang verschafft man sich nur durch Empathie, in diesem Fall jedoch die rein kognitive Empathie, die Theory of Mind.

Die Informationen, die ich auf diesem Wege erhalte, nutze ich nicht immer. Ich finde es einfach spannend, wie die Menschen sich mir vollständig öffnen und sich dadurch verwundbar machen, obwohl sie mich womöglich erst wenige Minuten kennen. Häufig versuche ich wirklich, ihnen zu helfen. Wenn sie ein Problem haben, sage ich zum Beispiel: »Oh, da kann ich Sie mit dem und dem Arzt oder dem und dem Investor bekannt machen.« Das eigentliche Motiv ist jedoch, sie in der Hand zu haben. Ein Mensch ist für mich wie ein kleines Experiment. Es macht mir Spaß, mit anderen zu reden, aber das heißt noch lange nicht, dass mein Gesprächspartner mir etwas bedeuten würde.

Menschen, die Alkohol trinken, öffnen sich leichter. Vermutlich trinke ich deshalb so gern und so viel. Wenn ich trinke, fühle ich mich verbunden, was ein gutes Gefühl ist, allerdings vor allem deshalb, weil ich andere gern dominiere. Ich nutze das nicht aus – das habe ich nicht nötig. Wenn in meinem Leben nicht so viel los wäre, wäre ich vielleicht ein ziemlich übler Kerl. Das Potenzial dazu ist vorhanden, doch ich habe so viel anderes um die Ohren – Familie, Freunde, Forschung, Geschäfte, Auftritte –, dass ich nicht weitergehen muss. Andere Männer würden eine Frau vielleicht abschleppen wollen, doch mir reicht es völlig, wenn sie sagt: »Hast du Lust?« Der eigentliche Akt ist mir egal. Ich flirte wie ein Weltmeister, und Diane weiß genau, wie Frauen auf mich reagieren. Frauen aller Altersgruppen umschwärmen mich, und ich höre ihnen zu. Ich kenne das Spiel. Ihre Freunde und Ehemänner hören ihnen nicht zu, also tue ich das. Ich nutze solche Situationen jedoch nicht so aus, wie man es von einem Psychopathen vielleicht erwarten könne. Die dunkelsten Abwege interessieren mich persönlich nicht.

Daher bin ich eher das, was ich als »prosozialen« Psychopathen bezeichne. Unser Schutzheiliger wäre vielleicht der

»einfühlsame« Bill Clinton. Natürlich maße ich mir nicht an, Clinton als Psychopathen zu diagnostizieren, aber er zeigt doch verschiedene Schlüsselmerkmale und dürfte auf der Hare-Checkliste mindestens einen Wert von 15 erreichen. Eine sexuelle Beziehung zu einer jungen Praktikantin im College-Alter gilt zwar als tabu, ist jedoch keineswegs ungewöhnlich. Diverse Affären abzustreiten, ist ebenso wenig psychopathisch. Hinzu kommen jedoch viele kleine Verhaltensweisen, die wir alle immer wieder an ihm beobachtet haben. Der Blogger John Craig wies darauf hin, wie Clinton vor den Soldaten immer mit gewissem Spott salutierte. Wenn er applaudierte, war seine Bewunderung gespielt, und bei einer Beerdigung wirkte er angemessen gefasst, bis er es für notwendig erachtete, schreckliche Trauer zu demonstrieren und sich tapfer die Tränen zu verbeißen. Bei der Debatte zum aktuellen Armutsbericht hörte man ihn durchaus leise schluchzen. Jemand, der kein Psychopath ist, erfindet vielleicht das eine oder andere, doch nur jemand mit echten psychopathischen Zügen greift auf derartige Tricks immer wieder zurück, wenn viel auf dem Spiel steht, ohne je aus der Rolle zu fallen. Clintons ehemaliger Berater und »Königsmacher« Dick Morris sagte, es hätte seinem Schützling an jeglicher Empathie gemangelt: »Hillary liebt Bill, und Bill liebt Bill. Damit haben sie etwas gemeinsam.« Weite Teile des Landes und insbesondere seiner Partei lieben ihn immer noch. Und trotz der politischen Kluft, die zwischen uns herrscht, mag auch ich ihn. Wir sind vom gleichen Schlag.

Ich vertreibe mir gern die Zeit mit Mutmaßungen über die individuellen Verschaltungen und Genzusammensetzungen von Leuten, die ich kenne oder frisch kennen gelernt habe. Dann versuche ich, aus Persönlichkeitsmerkmalen und verschiedenen kognitiven und emotionalen Verhaltensweisen darauf zu schließen, wie ihre einzigartige Neuronenmaschinerie funktioniert. Manchmal bittet man mich aber auch darum, dies umgekehrt für Kollegen oder Teams zu übernehmen. Man gibt mir die Daten aus der Genanalyse und die Gehirnaufnahmen eines Menschen, über den ich ansonsten überhaupt nichts weiß, und bittet mich um Aussagen über denkbare Charakterzüge oder das eventuelle Vorliegen einer psychiatrischen Erkrankung wie Alzheimer, Schizophrenie, Depression oder Psychopathie. Solche Dinge erkenne ich ziemlich gut und liefere bereitwillig eine Diagnose oder eine Beschreibung des individuellen Verhaltens. Die Analyse und die Bestätigung, richtig zu liegen, geben mir denselben Kick, als hätte ich auf der Rennbahn einem Sieger ein Extragewicht aufgelegt. Solche Spielchen gefallen mir am besten.

2010 wurde ich während einer Show für ReasonTV gefragt, welche speziellen Schaltkreise und genetischen Eigenschaften wohl typisch für einen Libertarier wären. *Reason* ist das führende Magazin für die Ideen und Ideale der Libertarier, und nachdem man dort gehört hatte, dass ich Libertarier sei, tauchte die Frage in einem Interview über Psychopathen, freien Willen, öffentliche Ordnung und individuelle Freiheit auf. Nach den üblichen Ausreden (»Libertarier wurden noch nie in dieser Form untersucht, ich weiß es also nicht«), spann ich eines meiner geliebten Gedankenexperimente weiter.

Meiner Meinung nach dürfte der obere, dorsale Cortex im Gehirn eines Libertariers stärker aktiv sein als bei einem Nicht-Libertarier. Das würde dazu passen, dass Libertarier üblicherweise rationaler und eher mit kalter Kognition an ein Problem herangehen als die meisten anderen Menschen. Das Gehirn eines Libertariers könnte auch im Bereich der Insula unterdurchschnittlich aktiv sein, was dem leicht reduzierten Maß an zwischenmenschlicher Empathie entspräche, das bei vielen Libertariern zu beobachten ist. Insofern verlassen sich Libertarier eher auf einen Sinn für Gerechtigkeit und Fairness als auf emotionale Empfindungen gegenüber einer Person oder einer Gruppe. Jonathan Haidt von der Universität New York hat sich mit Libertariern auseinandergesetzt und kam 2012 mit Kollegen zu dem Schluss, dass sie in der Tat rationaler, weniger emotional und weniger empathisch sind als Demokraten und Republikaner.

Wie bei Agnostikern und Atheisten ist die Verbrechensrate unter Libertariern verhältnismäßig gering, sodass die neuronale Maschinerie, die normalerweise mit einem Sinn für Ethik in Verbindung gebracht wird – der orbitale und ventromediale präfrontale Cortex –, eher normal bis überdurchschnittlich ausgeprägt sein sollte, wohingegen die eher animalischen Triebe, zu deren System die Amygdala und der limbische Cortex zählen, eher schwächer aktiv sein müssten als beim Nicht-Libertarier. Zusammengenommen würden diese Faktoren zu einer Person mit starker Selbstkontrolle und wenig ausgeprägtem animalischem Trieb passen.

In der persönlichen Rückschau passt diese Beschreibung zu meinem eigenen Verhalten in der Collegezeit, als ich politisch ins Lager des Libertarismus und religiös zu Agnostizismus beziehungsweise Atheismus überwechselte.

Man kann sagen, dass ich mehr Mitleid mit meiner Spezies als mit einem Einzelnen oder einer Gruppe habe. Es gibt auch andere, die sich mehr um die große Sache sorgen als um ihre direkten Mitmenschen. Viele große Humanisten waren auf persönlicher Ebene nicht unbedingt besonders umgänglich und wenig empathisch, obwohl sie gleichzeitig jede Menge Empathie für die Armen und Geschundenen dieser Welt aufbrachten. Einer meiner wenigen Helden, Mahatma Ghandi, muss privat ziemlich unausstehlich gewesen sein. Selbst seine Frau, Kasturba Ghandi, sprach darüber, wie grausam er sich ihr und ihren Kindern gegenüber verhielt (siehe *The Forgotten Woman* von Arun und Sunanda Ghandi). Eine andere Heldin des 20. Jahrhunderts, die heilige Mutter Teresa, war Berichten zufolge kalt gegenüber den Menschen in ihrem Umfeld, selbst gegenüber den Kindern, denen sie half. Wie Donald MacIntyre 2005 in seinem Artikel über die Wahrheit hinter dem Erbe der Mutter Teresa im *New Statesman* schrieb und auch Christopher Hitchens in seinem 1995 erschienenen Buch *The Missionary Position* ausführten, schien sie die von ihr geretteten Kinder unzureichend und mitunter grausam zu behandeln. Solche Behauptungen sind zwar umstritten, beleuchten jedoch eine gewisse Form globaler Empathie gegenüber der Menschheit. Eine derartige Empathie kann Tausende retten, beinhaltet aber mitunter eine unpersönliche Haltung, die gegenüber den individuellen Menschen, die ein großer Humanist gerettet hat, rücksichtslos bis grausam erscheinen mag.

Wenn ich sehe, dass ein neurologisch geschädigtes Kind Schmerzen leidet, berührt mich das merkwürdigerweise sehr. In dem russischen Film *Dau* über den Nobelpreisträger und Physiker Lev Landau spielte ich mich selbst als irren Wissenschaftler, und als während des Films ein ganzer Käfig voller weinender Babys hereingerollt wurde, zerriss es mir das Herz. Zwei von ihnen waren neurologisch erkrankt (fetales Alkoholsyndrom und Down-Syndrom), was mich regelrecht auflöste. Diese Reaktion auf Kinder mit Entwicklungsstörungen geht bis in meine Jugend zurück. Die Schwester eines Freundes hatte das Down-Syndrom, und das hat mich nachhaltig geprägt. Als ich später für die Apotheke Medikamente auslieferte, traf ich auf weitere Kinder mit Entwicklungsstörungen, die zu leiden schienen. Das ist wohl ein Beispiel, wo ich schon sehr früh starke Empathie entwickelte, die in meinem Repertoire emotionaler Reaktionen erhalten blieb, während andere Emotionen verblassten. Vielleicht ist die dadurch ausgelöste Traurigkeit eine konditionierte Reaktion, denn bei anderen Menschen empfinde ich so etwas nicht.

Meine Spenden und guten Taten gelten meist Wildfremden oder Bekannten von Bekannten. Persönlich und anonym spenden Diane und ich eine ganze Menge für wohltätige Zwecke. Für mich ist das eine Verpflichtung. Ich arbeite auch häufig ehrenamtlich als Berater für Wohltätigkeitsorganisationen und unterstütze entsprechende Komitees, ohne dafür Geld anzunehmen. Gleichzeitig kann ich meine besten Freunde und Familienmitglieder hängen lassen. Natürlich habe ich immer eine gute Ausrede, aber die kaufe nicht einmal ich selbst mir ab.

In den letzten Jahren ist mir mein Mangel an Empathie deutlicher bewusst geworden. Manchmal jedoch hilft mir auch mein Unterbewusstsein auf die Sprünge. Solche Momente kommen wie aus dem Nichts, normalerweise insbesondere im Traum. In jener Nacht 2008 schreckte ich aus einem Traum hoch, der mich aufrüttelte, so intensiv war das damit verbundene Gefühl. Es schien aus einem Teil meines Gehirns zu stammen, der stumm blieb, solange ich wach war.

Die nachfolgenden Notizen zu diesem Traum machte ich um vier Uhr morgens:

*Ich war auf einer Reise, irgendwo in Irland auf dem Land. Dort stieß ich auf eine große Gartenparty in einem schönen Herrenhaus und beschloss, durchs Hintertor einzutreten. Als ich so herumspazierte, stieß ich auf den höhlenartigen Festsaal, eine Art Bierhalle mit dunkler Holzvertäfelung. Jemand fragte mich, wonach ich suchte, und ich antwortete halb im Scherz: »Nach der Wahrheit.« … Es ging darum, dass mein Gefühl für Liebe, Wahrheit und Schönheit irgendwie ein undurchsichtiger Mischmasch gewesen waren, bis meine Frau Krebs bekam. Dann verschmolz ich mit dem Bildschirm, vom dem aus ich redete. Als ich fortfuhr, durchliefen Diane und ich diese Transformation gemeinsam, und wurden in das illuminierte Plasma hinter uns eingebettet. Dieses sehr gemütliche und angenehm beleuchtete Plasma bestand in Wahrheit aus mehreren Schichten Aquarell- und Pastellfarben, in die ich eingebettet wurde. Und als ich auf dem Rücken lag, mitten in dem Gemälde, da begannen die Farben des Bilds sich aufzulösen und mich in reinen und vermischten Spektralfarben zu umspülen. Sie wirbelten herum und wurden Schicht für Schicht abgewaschen, alles in diesem wunderschönen Kaleidoskop herrlicher wirbelnder Farben. Und als schließlich die letzten Farbschichten von dem riesigen Bild, zu dem ich gehörte, abgewaschen waren und nur noch ich übrig war, lag ich rücklings auf einer weißen Leinwand, und ich fragte mich: »Wo ist die ganze Wahrheit, die Schönheit, die Liebe?«, und was das alles bedeutete. Da drehte ich den Kopf nach rechts, und da sah ich meine Frau Diane neben mir liegen. Und in diesem Moment der Erleuchtung sah ich wahre Liebe und war vollständig glücklich. Der Guru und seine Freunde am Tisch erhoben alle die Hände und riefen: »Er hat die Antwort gefunden«, und dann schwebte die Dreifaltigkeit der Zauberer davon.*

Dieser Traum tauchte mitten in einem Zeitraum von einem oder zwei Jahren auf, in dem ich mich besonders mies aufführte, und wahrscheinlich hat er mich erreicht. In diesem Augenblick wusste ich genau, was ich für Diane empfinde und was mein Mangel an Empathie einem Geschenk wie ihr unabsichtlich antun kann.

Aber dennoch hielt der Traum mich nicht von meinem Verhalten ab. Kurz danach begann die bereits erwähnte, verheerende Flirtserie.

# 8 Party im Gehirn

Im Jahr 2010 lud mich das norwegische Konsulat im Rahmen einer kleineren, zweitägigen Veranstaltung zu einem Vortrag über Depressionen ein. Zu diesem Thema hatte ich schon mehrfach gesprochen, und mein besonderes Interesse galt der Frage, wie psychiatrische Erkrankungen – beispielsweise Depressionen, bipolare Störung und Schizophrenie – unsere Kreativität beeinflussen können. Für diesen Vortrag wollte ich mich darauf konzentrieren, wie und warum man aus den kombinierten Daten aus bildlichen Darstellungen, Genanalysen und psychologischen Tests hilfreiche mathematische Modelle ableiten kann, mit deren Hilfe Erkrankungen wie eine Depression nachvollziehbar werden. Einleitend wollte ich über Persönlichkeitsstörungen sprechen und fand, es wäre der perfekte Anlass, einigen der besten Psychiater der Welt – einem bekanntlich besonders kritischen, fachkundigen Publikum –, meine Dreibein-Hocker-Hypothese über psychopathische Mörder und Psychopathen ganz allgemein vorzustellen.

Das Thema des Osloer Symposiums lautete: »Geistig-seelische Erkrankungen: Bipolare Störung und Depression«, und die Veranstaltung reizte mich in mehrfacher Hinsicht. Wie in weiten Teilen Skandinaviens geben auch die Menschen in Norwegen nur ungern zu, dass sie oder auch Angehörige oder

Freunde psychisch oder geistig krank sind. Insbesondere über Depressionen spricht man nicht. Ellen Sue Ewald, die Leiterin für Bildungs- und Forschungsfragen am norwegischen General- und Honorarkonsulat in Minneapolis, sowie Reidun Torp, eine bekannte Expertin für die Alzheimer-Krankheit an der Universität Oslo, nahmen sich dieses Problems an, indem sie den Kongress organisierten und hierfür einen führenden klinischen Experten für Depressionen einluden, Hossein Fatemi von der Universität Minnesota. Auf der Tagesordnung standen die verschiedenen Formen von klinischer Depression und bipolarer Störung. Ewald konnte sogar den früheren Premierminister Kjell Magne Bondevik dazu bewegen, über sein eigenes Ringen mit einer bipolaren Störung zu sprechen, die ihm während seiner ersten Amtszeit erstmals zu schaffen gemacht hatte. Bondevik war 1998 mutig genug gewesen, seine Erkrankung öffentlich bekannt zu machen und für die Therapie eine Amtspause einzulegen, womit er beträchtliche Führungsqualitäten bewies. Allen Unkenrufen zum Trotz trat er anschließend eine zweite Amtszeit an und regierte insgesamt erfolgreich. Das war ein Durchbruch gewesen.

Am Abend vor unseren Vorträgen gingen Dr. Fatemi und ich gemeinsam durch, was wir anderntags präsentieren wollten. Wie üblich vor einem derartigen Ereignis war ich von nahezu manischer Energie erfüllt. Zusammen mit ein paar Wodkas führte dies dazu, dass ich meine PowerPoint-Folien im Computer in einem irrsinnigen Tempo abspulte. Bei einem Blick auf Hossein bemerkte ich seinen verwunderten Gesichtsausdruck. Er hatte die Hypomanie bemerkt, erkannte den Druck, unter dem ich sprach, und der gesteigerte Bewegungsdrang brachte ihn auf einen Gedanken, der mir noch nie gekommen war. Hossein sagte, ich hätte möglicherweise eine bipolare Störung. Auf dieser Konferenz wurde ich also erstmals ernsthaft mit der Vorstellung konfrontiert, dass ich tatsächlich mental gestört sein könnte. Zehn Jahre zuvor hatte mir ein bekannter Neurologe, ein enger Freund und Kollege, offenbart, dass er von seiner eigenen bipolaren Störung erst über die Diagnose eines anderen Neurologen erfahren hatte. Er war nicht in der Lage gewesen, die eigene Erkrankung zu erkennen. Unter Neurologen und Psychiatern kommt dies insbesondere zu Beginn ihrer klinischen Tätigkeit gar nicht selten vor.

Die Erkenntnis, dass ich womöglich einen Großteil meines Lebens manisch-depressiv gewesen war, ohne es zu wissen, ernüchterte mich. Schon 2005 hatte Adrian, ein Psychiater und Neurophysiologe, mit dem ich seit Jahren befreundet war, festgestellt, dass ich ein ungewöhnliches Hirnstrommuster mit einem einzigartigen Alpha-Rhythmus aufwies. Der Alpha-Rhythmus ist ein synchronisiertes Neuronenfeuer im Bereich von acht bis zwölf Hertz (Schwingungen pro Sekunde). Bei mir konzentrierte sich die Alpha-Aktivität weitgehend auf nur eine Frequenz mit ungewöhnlich hohem Ausschlag. Abbildung 8A zeigt in der oberen Hälfte zwei Darstellungen der Alpha-Wellen-Kohärenz, die bei normalen Menschen weitgehend im Okzipitallappen im Hinterkopf vorliegt. Meine Alpha-Kohärenz hingegen ist insgesamt intensiv und erfasst weite Teile von Okzipital-, Temporal- und Frontallappen. Im unteren Teil der Abbildung sieht man einen normalen Alpha-Rhythmus. Der normale Alpha-Gipfel zieht sich über einen Frequenzbereich von neun bis zehn Hertz, wohingegen meiner sehr ausgeprägt ist, aber nur einen engen Bereich bei etwa 9,7 Hertz umfasst.

Seiner Aussage nach passte dieses Muster zu einem bestimmten hochkonzentrierten Zustand der Zen-Meditation, wäre aber auch ein Hinweis auf ein signifikantes Depressionsrisiko, wobei er für diesen Zusammenhang keine Erklärung hatte. Mich begeisterte natürlich die Vorstellung, ein Zen-Gehirn zu haben. Die Aussage zur Depressionsneigung ignorierte ich, was eine typische Form der Leugnung ist. Viele Ärzte,

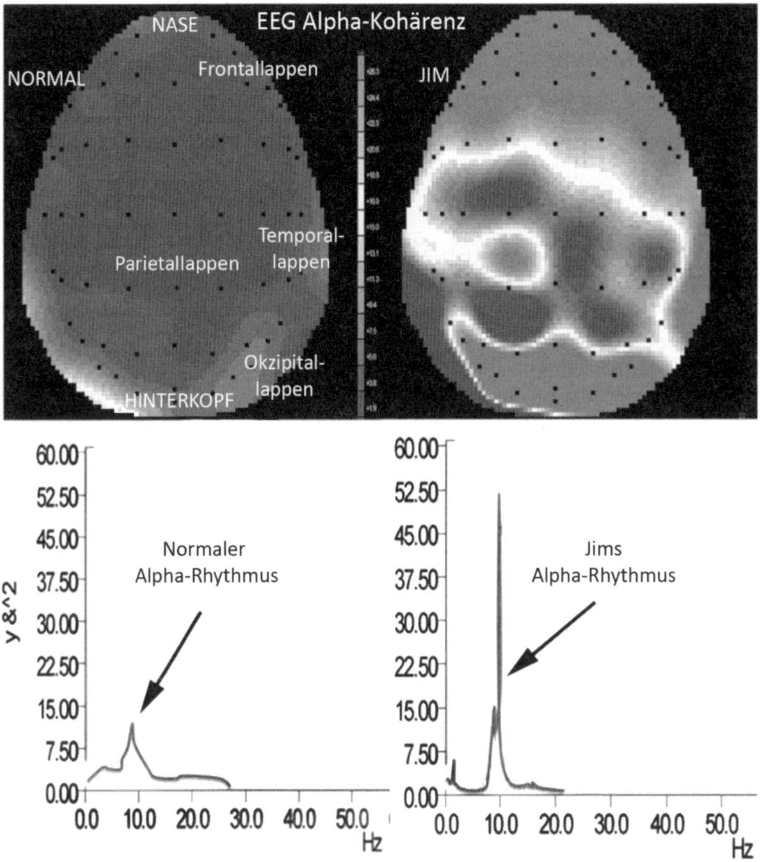


**Abbildung 8A:** *Meine EEG-Alpha-Kohärenz*

die mich lange kennen, haben mir bereits auf den Kopf zugesagt, dass ich eindeutig hypomanisch sei. Das ist ein wunderbarer Seinszustand voller Begeisterung, bei dem man das Gefühl hat, ständig von Sonnenschein erfüllt zu sein. Häufig bewegte ich mich Tage bis Wochen in diesem Zustand. Es ist eine Krankheit, von der niemand sich heilen lassen will, denn sie fühlt sich herrlich an. Die Betroffenen finden sich großartig, obwohl wir unseren Mitmenschen vermutlich ziemlich auf die Nerven gehen. Die Vorstellung, dass diese Überschwänglichkeit Teil einer bipolaren Störung sein könnte, war für mich theoretisch hinnehmbar. Immerhin wusste ich bereits, dass die bipolare Störung mehr über manische oder hypomanische Episoden definiert wird als über depressive Episoden.

Die ganze Nacht dachte ich damals darüber nach, was am Ende mein Krankheitsverständnis nachhaltig veränderte. Dabei ging ich verschiedene Zeiträume aus meinem Leben durch, die ich auf zuvor übersehene Anzeichen überprüfte. Ich hatte mich nie als depressiv eingestuft, obwohl ich immer wieder von Furcht erfasst wurde, meist im Rahmen einer existenziellen metaphysischen Krise. Bei diesen Krisen, die bei mir etwa im Alter von neun Jahren einsetzten, wurde ich von negativen Gedanken überwältigt und verspürte danach intensive Furcht. Sie dauerten jeweils fünfzehn bis dreißig Minuten, während derer ein Gedankenkarussell zu Sterblichkeit, Gott, dem Leben nach dem Tod, dem Konzept der Seele und dem Sinn des Lebens in Gang kam, an dessen Ende ich für gewöhnlich zu dem Schluss kam, dass nichts zählt und dass das Leben sich nicht lohnt.

So etwas ist nicht lustig, dauert aber immerhin nicht ewig. (Zwei meiner Kinder und ein Enkelkind kennen diese Anfälle ebenfalls. Bei uns laufen sie unter dem Begriff »Todeshänger«.) Bis zu jenem Tag in Oslo hatte ich dieses regelmäßige Abrutschen jedoch stets als persönliche emotionale Reaktion auf meine besessene Auseinandersetzung mit Tod und Sterblichkeit eingestuft. Mir war nie in den Sinn gekommen, dass es ein Symptom einer Depression sein könnte.

Landläufig gelten Depressionen meist als Reaktion auf tragische Lebensereignisse, Stress oder düstere Gedanken. In Wahrheit wird das Gehirn häufig spontan von depressiven Episoden heimgesucht, die dann zu derartigen Gedankenschleifen führen. Solche Dinge passieren uns einfach. Zum Beispiel resultieren die sogenannten feuchten Träume vermutlich eher aus nächtlichen Ejakulationen, die wir dann im Traum umdeuten, nicht umgekehrt. Ähnlich ist es mit dem angeblich freien Willen. Wir glauben zwar, dass wir unser Handeln zunächst planen und dann gezielt ausführen, aber mitunter wird die Entscheidung zunächst unbewusst in einem bestimmten Abschnitt des Frontallappens gefällt. Erst nachdem wir die Handlung ausgeführt haben, reden wir uns ein, wir hätten das so geplant. Wenn wir also glauben, alles im Griff zu haben, führen wir uns selbst an der Nase herum. Aus dieser Quelle rührt mitunter das Bedürfnis nach einer tröstlichen oder zumindest logischen Erklärung, das unser Bewusstsein umtreibt. Körper und Gehirn beschließen einvernehmlich, was aktuell zu tun ist, und Sekunden später erzählen wir uns eine Geschichte, dass wir genau dies wirklich vorhatten.

Am Tag nach meiner Besprechung mit Dr. Fatemi hielt ich meinen Vortrag an der Universität Oslo. Im Publikum saßen Politiker, Medienvertreter, Studenten, Neurowissenschaftler und Psychiater. Nachdem ich über Serotonin und das ungewöhnliche Muster meines unteren Temporal- und Frontallappens nachgedacht hatte, hatte ich einige weitere Folien eingebaut. Die eine zeigte eine Illustration des Gehirns, auf der ein Bereich zu sehen war, der durch Reduzierung der Dopaminübertragung in andere Bereiche die Stimmungslage drücken kann. Diese Region kann bei Menschen mit Depressionen chronisch »angeschaltet« sein. Die Neurologin Helen Mayberg von der Emory Universität fand heraus, dass klinische Depressionen augenblicklich behandelbar sind, indem man dieses Areal durch tiefe Hirnstimulation (THS) abschaltet. Dazu muss jedoch eine Elektrode in tiefe Bereiche des Gehirns eingeführt werden. Eine reduzierte Aktivität in diesem Areal wird mit Psychopathie in Verbindung gebracht. Das könnte erklären, warum Menschen mit klinischen Depressionen so selten zugleich Psychopathen sind.

Nach einigen anatomischen Folien präsentierte ich eine Liste mit meinen diversen klinischen, subklinischen, physischen und verhaltensspezifischen Phänotypen (meinen tatsächlichen Merkmalen und Erkrankungen). Hinzu kam eine Liste, die über eine geniale »Netzwerkanalyse« – unter Einbeziehung all meiner genetischen Allele, deren Interaktion und den hieraus erwachsenden Krankheiten und Charakterzüge – mein persönliches Risiko für weitere Erkrankungen aufführte. Die entsprechenden Ergebnisse hatte ich erst kurz zuvor erhalten. Sie stammten aus einer detaillierteren Nachfolgeuntersuchung zu jener Genanalyse, die ich zwei Jahre zuvor für den Artikel im *Wall Street Journal* bekommen hatte. Das Resultat bestätigte, dass ich viele aggressionsrelevante Gene in mir trug, lieferte jedoch zusätzliche Detailinformationen zu Genen, die mit anderen Problemen zusammenhängen.

Auf der linken Hälfte der Folie waren also alle Syndrome zu sehen, die bei mir im Laufe meines Lebens aufgetreten waren, dazu jeweils mein Alter zu Beginn und Ende der Erkrankung: Asthma, Allergien, Panikattacken, Zwangsstörung, Hyperreligiosität, Bluthochdruck, Übergewicht, essentieller Tremor, Süchte, Hypomanie, hohe Risikofreudigkeit in Bezug auf mich und andere, Impulsivität, Schlafstörungen, wenig Empathie, Aggressionen, Hedonismus, Individualismus, kreative Ausbrüche und Wortschwälle. Neben dieser Liste der Merkmale und klinischen Erkrankungen fanden sich statistische Schätzungen, wie hoch mein genetisches Risiko für bestimmte Erkrankungen war, wobei hier diverse neurologische, psychologische und endokrine Erkrankungen, Atemwegs- und Stoffwechselstörungen und Verhaltensstörungen aufgeführt waren. Phänotyp und Genotyp passten sehr gut zusammen. (Nach der Untersuchung meiner erschütternden Genkombination hatte Fabio gesagt: »Erstaunlich, dass du überhaupt die fetale Entwicklung, geschweige denn deine Jugend überlebt hast.« Ich hätte auch als weitere Fehlgeburt enden oder mir als Jugendlicher das Leben nehmen können.) Nach einer Fragerunde, bei der ich meine potenziell depressiven Episoden nicht erwähnte, sagte der Vorsitzende der Psychiater, dass ich unter Berücksichtigung meiner genetischen Veranlagung und meines energiegeladenen Auftritts offenbar einen Subtyp der bipolaren Störung aufwiese. Womit er Hosseins Verdacht vom Vorabend bestätigte.

Seit der Entdeckung meiner Hirnaufnahme waren sechs Jahre voller spannender persönlicher Enthüllungen verstrichen. Doch nun war ich zum ersten Mal sprachlos. Ich verstand, dass ich nie auch nur ansatzweise begriffen hatte, welche tieferen Strömungen mich geformt hatten. Zum Postsymposium an jenem Abend lud uns der Mathematiker und Neurowissenschaftler Ole Petter Ottersen zu sich nach Hause ein. Wir waren seit über 35 Jahren eng befreundet, und er war inzwischen Rektor der Universität Oslo. Dort unterhielt ich mich mit anderen behandelnden Ärzten, die ebenfalls davon ausgingen, dass ich schon ewig mit einer bipolaren Störung herumlief. Einer bezeichnete meinen entlarvend persönlichen Vortrag als »lutheranisches Selbstbekenntnis.« Mit diesem Begriff kann ich bis heute nichts anfangen. Er brachte mich jedoch auf den Gedanken, dass meine hartnäckige Gottesleugnung vielleicht eher eine Folge als die Ursache meiner Depression war. (Inzwischen bin ich mir in Bezug auf Gott nicht mehr so sicher – womöglich gibt es doch einen Gott und ein Leben nach dem Tod?)

Dank des unschätzbaren Feedbacks der umsichtigen Neurowissenschaftler und Ärzte bei meiner Osloreise glaubte ich nun fester an die Theorie des dreibeinigen Hockers. Aber irgendwie hatte ich mich während dieser Reise mit der bipolaren Störung »infiziert«. Wie der Kojote bei Bugs Bunny, der über den Klippenrand sprintet, hatte ich meine persönliche Störung nie begreifen können, bis ich lange genug ausgebremst wurde, um den Ernst der Lage zu erkennen. Während ich an diesen zwei Tagen in Oslo Dr. Fatemi zuhörte, hatte ich viel über die komplexen klinischen Eigenschaften von bipolarer Störung und Depression gelernt. Natürlich verglich ich dieses klinische Bild mit den neuroanatomischen Schaltkreisen, die ich für den Vortrag aufgezeichnet hatte, und vertiefte nach meiner Rückkehr mein Wissen über dieses Krankheitsbild.

In der *A.D.A.M. Medical Encyclopedia* der NIH wird die bipolare Störung so definiert: »Bei der bipolaren Störung handelt es sich um eine Störung, bei der Menschen periodisch zwischen sehr positiver oder auch reizbarer Stimmung und Depressionen schwanken. Die ›Stimmungsumschwünge‹ zwischen Manie und Depression können sehr rasch erfolgen (…). Bei den meisten Menschen mit bipolarer Störung besteht keine klare Ursache für die manischen oder depressiven Episoden. Die manische Phase kann Tage bis Monate anhalten.« Seit ich neunzehn bin, treten in meinen hypomanischen Phasen 85 Prozent der aufgeführten Symptome auf, darunter vermindertes Schlafbedürfnis, leichtsinniges oder rücksichtsloses Verhalten, gehobene Stimmung und Hyperaktivität. In der depressiven Phase sind die Betroffenen für gewöhnlich traurig und müde, haben Konzentrationsschwierigkeiten, kommen sich wertlos vor und verlieren jede Hoffnung.

Depressionen sind ein komplexes Gemisch aus psychischen Störungen, die im Laufe des Lebens zehn bis fünfzehn Prozent der Weltbevölkerung betreffen, womit sie zu den häufigsten psychischen Erkrankungen zählen. Eine reaktive Depression beim Verlust von Partner, Kind, Freund oder Arbeitsplatz ist natürlich normal. Depressionen können aber auch ohne ersichtlichen Auslöser auftreten und liegen vielfach in der Familie, was zumindest teilweise auf eine genetische Komponente hindeutet. Das zentrale Unterscheidungsmerkmal zwischen bipolarer Störung (früher als »manisch-depressiv« tituliert) und klinischer Depression (»Major Depression« oder »große depressive Phase«) besteht in den hypomanischen oder manischen Phasen, die sich mit Phasen gedrückter oder depressiver Stimmungslage abwechseln. Es gibt noch weitere Arten der Depression, beispielsweise die jahreszeitlich bedingte Depression (»Winterblues« oder SAD), die manche Menschen mit einer bestimmten Dysfunktion des Hirnrhythmus in den dunklen Wintermonaten befällt, die postpartale Depression (»Wochenbettdepression«) nach der Geburt eines Kindes, die Dysthymie (eine lang anhaltende, leichte Form der Depression) oder die melancholische Depression (Anhedonie), bei der die Betroffenen keine Freude empfinden können. Schwere Ausprägungsformen der klinischen Depressionen umfassen beispielsweise die Katatonie, bei der ein Mensch quasi erstarrt, und die schwere Depression mit psychotischen Symptomen, wo die Depression mit Halluzinationen und Sinnestäuschungen einhergeht.

Meine persönliche Sorge jedoch galt der bipolaren Störung, die im Laufe der Jahre wiederholt von engen Freunden angesprochen wurde, die zugleich klinische Psychiater und Neurologen waren. Solche Hinweise hatte ich stets verworfen, weil ich immer dachte, ich könne die normalen depressiven Gefühle anderer unmöglich nachvollziehen, höchstens das Gefühl von Furcht, das ich seit meiner Jugend kannte, und den Amoklauf der Gefühle im Rahmen der Panikattacken, die mich begleiten, seit ich achtzehn bin. Mein Erwachsenenleben war vielmehr geprägt von positiven Gefühlen, kreativem Chaos, unbändigem Schaffensdrang und Inspiration sowie einer wilden Abfolge zumeist guter Zeiten. Das Ausmaß und die Intensität meiner positiven Stimmungslage seit dem Collegeabschluss haben meine Mitmenschen entweder mitgerissen oder aber genervt, weil ich immer obenauf zu sein schien. Das war ich auch wirklich, und ich bin es bis heute.

Die Annahme, dass meine praktisch chronische übertrieben gute Laune kein Anzeichen für eine bipolare Störung wäre, war sicherlich eine Form des Nichtwahrhabenwollens. Eine Depression war für mich eine Schwäche, und ich wollte mir nicht eingestehen, dass ich ein Opfer sein könnte. Hinzu kommt, dass wohl niemand, der noch ganz bei Trost ist, eine Hypomanie freiwillig aufgeben will. Man fühlt sich phantastisch, selbst wenn andere einen eher für flüchtig und unberechenbar halten, ein »Furz in der Pfanne«, wie es ein wortgewandter Neurologenfreund von mir einmal etwas drastisch ausdrückte.

Die bipolare Störung wird heute einem Störungsspektrum zugeordnet. Das bedeutet teilweise, dass wir noch nicht wirklich verstehen, worum es geht. Die beiden Hauptausprägungen sind die Bipolar-I-Störung (geprägt durch längere manische Perioden) und die Bipolar-II-Störung (geprägt durch Hypomanie, eine weniger intensive Variante der Manie). Hinzu kommen die Unterformen III, IV, V und VI. Eine Bipolar-I-Störung ist gefährlicher und eine stärkere Beeinträchtigung, weil die starke Erregung und der aggressiv-agitierte Zustand der Manie mit psychotischen Sinnestäuschungen und Halluzinationen, Paranoia und Verhaltensweisen einhergehen kann, was für Beziehungen, Arbeitsplatz und Bankkonto der Betroffenen verheerend sein kann.

Mein Biologenkollege Rob und ich verglichen seine klinische Manie irgendwann einmal mit meiner Hypomanie. Ich erklärte ihm, dass meine Tage bis Wochen währenden hypomanischen Episoden mit einem geringeren Schlafbedarf, produktiven kreativen Anfällen und einem ausgeprägten Wunsch zu feiern einhergingen. Daraufhin schilderte er mir den Ablauf seiner manischen Episoden, die meist eine Woche anhielten. Zu diesen Zeitpunkten zog er ohne Vorwarnung nach Vegas ab, wo er Tag und Nacht spielte und feierte, aber auch dreißig Fernseher, Schmuck und teure Haushaltsgeräte erstand, die er gar nicht brauchte. Dieses Verhalten hatte mehrere Scheidungen nach sich gezogen und seine Karriere mehrfach abrupt unterbrochen. Seine manischen Phasen fühlten sich seiner Aussage nach zwar herrlich an, und er brachte währenddessen viel zustande, aber die Ergebnisse waren nicht von hoher Qualität. Hier bestand ein Gegensatz zu meinen hypomanischen Erfahrungen.

Bei meinen Eskapaden verschwand ich nach einem heftigen Kater zu Hause mit einem meiner Zechkumpane mitunter ebenfalls kurzfristig nach Vegas, wo ich ein Wochenende lang soff und spielte, als gäbe es kein Morgen. Diane fand dieses kurzfristige Abtauchen von der Bildfläche unglaublich rücksichtslos und sorgte sich natürlich wegen Alkohol am Steuer und anderen gefährlichen Verhaltensweisen. (Die Kinder haben sich nie beschwert – sie dachten wohl, ihr Vater wäre eben anders und täte verrückte Dinge.) Auf die Dauer jedoch bedrohten derartige Ausbrüche auch die Ehen meiner Freunde, und meine Begleiter klinkten sich aus. Ihre Frauen hatten ihnen sozusagen verboten, weiter mit mir zu spielen. Die Frau eines Kollegen – eines Nobelpreisträgers – nahm mich einmal bei einer Party beiseite und flehte mich an, nicht mehr mit ihrem Mann loszuziehen. Eine andere Frau teilte mir mit, ich würde sie an jene Szene in *Der große Gatsby* erinnern, wo Nick abschließend über die Buchanans urteilt: »Sie waren leichtfertige Menschen, Tom und Daisy – sie zerstörten Dinge und Lebewesen, und dann zogen sie sich wieder in ihr Geld oder ihre grenzenlose Leichtfertigkeit zurück oder was immer es war, das sie zusammenhielt, und ließen andere das Chaos beseitigen, das sie angerichtet hatten …« Mir war nie klar, ob die Frau meines Freundes sich damit auf meine Hypomanie bezog oder etwas Böseres meinte. Nach einer Weile hatten jedenfalls alle meine Spielkameraden die gefährlichen ehelichen Klippen gemeistert, zwischen die ich sie gelotst hatte.

Psychiatrische Erkrankungen gehen oft mit dem Phänomen der Komorbidität einher. Das bedeutet, dass neben der Hauptstörung noch weitere Probleme vorhanden sind. Lautet die Diagnose beispielsweise »Bipolare Störung« oder »Schizophrenie«, so treffen häufig weitere Diagnosen zu, und es könnte zusätzlich eine Borderline-Störung vorliegen. Ich kenne niemanden, der ausschließlich psychopathisch und sonst nichts ist. Es bestehen breite Überlappungen zwischen Störungen, den auftretenden Symptomen, den hierfür zuständigen Gehirnregionen und den beteiligten Transmittern. Zudem lassen sich meine psychopathischen Züge nicht isoliert betrachten, weil ihre Ausdrucksform von anderen Problemen beeinflusst wird. Ein Teil meiner Anziehungskraft auf andere beruht darauf, dass ich vital und schlagfertig bin und mich immer und überall herausreden kann. Diese Energie und Flexibilität beruhen auf meiner Hypomanie. Darum hängen meine Verhaltensweisen alle miteinander zusammen.

Laut Doron Sagman und Mauricio Tohen aus der Forschungsabteilung in Indianapolis haben Personen mit bipolarer Störung ein höheres Risiko für Panikattacken, Zwangsstörungen und Drogenmissbrauch. Etwa ein Drittel der Patienten mit bipolarer Störung – aber nicht solche mit einer klinischen Depression – weisen auch eine antisoziale, histrionische, narzisstische oder Borderline-Persönlichkeitsstörung auf. Diese Menschen neigen zu starkem Übergewicht und Typ-II-Diabetes, rauchen oder begehen Suizid.

Diese Liste bipolarer Komorbiditäten ließ mich innehalten, denn vieles davon hatte mich mein Leben lang begleitet, teilweise von Kindesbeinen an. Ich hatte einen ganzen Sack voller Symptome vorzuweisen, die zu diesen Störungen passten, und jede davon hatte eine bestimmte Lebensphase dominiert. Ein Gipfelpunkt war zu Beginn der Pubertät aufgetreten und später durch einen weiteren ausgeprägten Symptomkomplex ersetzt worden. Zu jeder Störung hatte ich über Jahre mindestens 80 Prozent der Begleitsymptome gehabt. Aus der Auflistung klinischer Symptome und den Kommentaren älterer Familienmitglieder und Ärzte ergab sich jedoch ein weiterer interessanter Zusammenhang. Die meisten dieser Störungen unterliegen einem starken Einfluss des Serotoninsystems und hängen zudem mit der Regulierung der anderen Monoamine und Neurotransmitter wie Dopamin, Norepinephrin und Histamin zusammen. Die Verbindung zwischen Serotonin und den Temporallappen war jedoch äußerst augenfällig. Mein herrliches hypomanisches Leben war eine einzige Serotoninkatastrophe und der untere Temporallappen offensichtlich schwer in der Bredouille. Und wenn der untere Temporallappen (einschließlich der Amygdala) in der Patsche saß, waren der untere Frontallappen samt seiner Verbindung zur Insula vermutlich auch etwas neben der Spur. Dieses Problem war in meinen PET-Aufnahmen klar zu erkennen, und Amy Arnsten hatte darauf hingewiesen, nachdem sie meinen TED-Auftritt gesehen hatte. Allmählich fügte sich meine Psyche schlüssig zusammen.

Nach Oslo dachte ich eine ganze Weile darüber nach, inwiefern sich meine Erfahrungen durch mein durchgeknalltes Monoaminsystem erklären ließen. Im Rahmen der Veranstaltung »Madness Redefined« auf dem Weltwissenschaftsforum 2012 sprach ich mit dem Autoren und Depressionsexperten Kay Redfield Jamison und der Juraprofessorin und Expertin für psychiatrische Erkrankungen, Elyn Saks, über die Frage, weshalb so viele Menschen mit bipolaren Störungen phasenweise überaus kreativ und somit in den Gebieten Kunst, Musik, Theater und Wissenschaft überproportional vertreten sind.

Während der hypomanischen Phase steigt die Monoamin-Übertragung an. Diese Neurotransmitter versetzen uns in eine positive Stimmung, sodass wir etwas erschaffen wollen. Sie können aber auch die Verbindungen zwischen verschiedenen Bereichen des Cortex stärken und dadurch ganz neue Assoziationen ermöglichen. Der kreative Impuls ist einer der Gründe, weshalb eine psychische Erkrankung im Einzelfall als segensreich empfunden wird. Dies gilt besonders für Fälle einer leichten bipolaren Störung wie meiner, wo jemand von den Freuden der Hypomanie profitiert, ohne unter den zerstörerischen Auswirkungen einer Manie oder klinischen Depression leiden zu müssen.

Der Temporallappen und das harmonische Zusammenspiel der dort verankerten Wahrnehmungsfunktionen und des emotionalen Gedächtnisses unterliegen auch einem starken Einfluss der Monoamin-Neurotransmittersysteme wie Norepinephrin, Dopamin und insbesondere Serotonin, die alle wiederum die Schaltkreise zur Verstärkung oder Verminderung der sensorischen Wahrnehmung modulieren. Meine eigenen Gene weisen eine ungewöhnliche Mischung an hochriskanten Allelen auf, welche Enzyme und Proteine kodieren, die an den Monoamin-Signalwegen beteiligt sind. Ein hohes Risiko für eine bestimmte Fehlfunktion kann jedoch mit einem geringen Risiko für eine andere Funktion einhergehen. So hängt beispielsweise ein Allel, das den Wachstumsfaktor BDNF kodiert, mit exzellentem Gedächtnis, aber starken Ängsten zusammen. Das ist die Kombination, die ich selbst habe, und sie passt zu meinem Verhalten. Das andere BDNF-Allel kodiert eine schwächere Gedächtnisfunktion, aber auch weniger Angst. Was sollte ich mir also wünschen – ein großartiges Gedächtnis und viel Angst oder ein schlechteres Gedächtnis und mehr Gleichmut? Schwere Frage.

Der untere Temporallappen ist nicht nur am emotionalen Gedächtnis sowie Furcht, Ärger, Wut und Angst beteiligt, sondern spielt auch eine Rolle für Einsicht, ein Gefühl für Übernatürliches und Gott sowie das Gefühl einer übersinnlichen Wahrnehmung. Solche angeblichen PSI-Fähigkeiten umfassen Vorahnungen, Hellsehen, Prophezeiungen, Telekinese und ähnlichen Unfug. Patienten mit einer Temporallappenepilepsie berichten von übersinnlichen Wahrnehmungen vor einem epileptischen Anfall. Ein Sinn für das Übernatürliche und Berichte von Erfahrungen jenseits der üblichen Raum-Zeit-Ebene sind bei diesen Patienten ebenso normal wie bei Menschen mit Schizophrenie oder solchen, die halluzinogene Drogen einsetzen. Ärzte und Wissenschaftler betrachten derartige angeblich übersinnliche Erfahrungen als subjektive Symptome einer Erkrankung (im Gegensatz zu objektiven Anzeichen für tatsächliche Fähigkeiten).

Der Glaube an Superkräfte wie zum Beispiel außersinnliche Wahrnehmungen gilt in der Psychiatrie als »magisches Denken« und wird als Symptom für eine Grundkrankheit wie Schizophrenie, irrationale Furcht oder eine Zwangsstörung eingestuft. Neben dem gravierenden psychiatrischen Stigma zum magischen Denken existieren jedoch verbreitete Tabus, abergläubische Vorstellungen und allgemein akzeptierte Praktiken wie das Gebet. Was für den einen magisches Denken ist, ist für den anderen vielleicht Ausdruck eines tief verwurzelten religiösen Glaubenssystems. Wenn ein psychotischer Mensch hingegen im Rahmen einer bipolaren Störung, einer klinischen Depression oder einer Schizophrenie eine akute psychotische Störung durchläuft, also beispielsweise Stimmen hört, die ihn auffordern, jemanden umzubringen, können solche Temporallappengeschichten vom persönlichen Glauben in eine äußerst ernstzunehmende Gefahr für die Öffentlichkeit umschlagen. Bei primären Psychopathen wiederum, deren Raubtierverhalten ohne derartige Halluzinationen oder emotionale Beteiligung abläuft, kommen Morde aufgrund von Sinnestäuschungen normalerweise nicht vor. Es mag zwar psychopathische Mörder geben, die tatsächlich gewaltauslösende Halluzinationen haben, aber solche Motive und ein derartiges Verhalten wäre eher von einem Psychopathen mit psychotischer (also nicht psychopathischer) Komorbidität zu erwarten.

Ich habe klare Erinnerungen an eine Wahrnehmung, die man möglicherweise als temporallappen- und serotonininduziert, ja, beinahe spirituell einstufen könnte. Diese Wahrnehmung begann bei mir ungefähr im Alter von drei Jahren, wobei sie natürlich auch schon vorher dagewesen sein könnte. Wenn ich nachts auf dem Rücken lag und mit geschlossenen Augen eindöste, bildete sich an der Peripherie meines Sichtfelds ein riesiges, schwarz-silbernes Tuch, das ich spürte, bevor ich es sah. Dieses Tuch schob sich langsam ins Zentrum meines Blickfelds, raste dann auf mich zu und zog sich dabei zu einem hellen Punkt zusammen. Der Lichtpunkt raste auf die Mitte meiner Stirn zu, dicht über den Augenbrauen, und wenn diese Energie mich traf, fühlte sie sich gleichzeitig unendlich konzentriert und unendlich klein an. Der Punkt traf mich mit einem »Ping« – leicht wie eine Feder, obwohl er die ganze Masse des Universums zu enthalten schien. Es war ein völlig irres Gefühl, und das nahezu mystische Gefühl, das damit einherging, habe ich immer sehr genossen.

Als ich Ende der 60er Jahre einmal mitten in der Nacht mit einem Freund ins College zurückfuhr, sah ich ein merkwürdiges, silbrig-grünes Licht pulsieren, das von der gekrümmten Windschutzscheibe meines VW-Käfer reflektiert wurde. Es war so eigenartig, dass ich an einer Weide rechts ranfuhr, ausstieg und in die schwarze Winternacht hinauslief. Mein Freund und ich sahen auf und erblickten das phänomenalste Nordlicht, das man in dieser Gegend seit Jahrzehnten gesehen hatte, eine unglaubliche Aurora borealis. Ich kam mir vor wie eine Ameise am Rande eines ungeheuren Theaters, die einen Bühnenvorhang anstarrte, welche gewaltig schimmerte, ehe er sich schloss und sich auf einem einzigen Punkt zusammenzog, der bis in die fernsten Tiefen des Universums zu reichen schien. Dieses Erlebnis kam meinen nächtlichen Kindheitseindrücken sehr nahe.

Im gleichen Jahr hörte ich im Physikunterrichte erstmals von John Wheelers Beschreibungen eines Schwarzen Lochs, und ich begriff, dass meine Erfahrungen im Kindesalter so gewesen waren, als würde ich in ein solches Loch fallen. Das war eine zufriedenstellende und nachvollziehbare Erklärung für das wunderbare Gefühl, welches die Chemikalien in meinem Kopf erzeugt hatten.

# 9 Kann man einen Psychopathen ändern?

Die Tagung in Oslo motivierte mich, diese ganze Psychopathiegeschichte ein für alle Mal zu Ende zu bringen. Die Psychiater und Genetiker in Oslo hatten mich überzeugt, dass ich eine Form der bipolaren Störung hatte, die vorrangig durch Hypomanie gekennzeichnet war, nicht durch Depression, und meine gründliche Genanalyse vor jener Zusammenkunft zeigte überwältigend deutlich, dass bei meinen Empathiehormonen und meinen Monoaminsystemen etwas aus dem Ruder lief. Also wurde es Zeit, meine Persönlichkeit einmal gründlich unter die Lupe zu nehmen.

Persönlichkeit und Charakter sind nicht dasselbe. Jeder Mensch kann beides auseinanderhalten. Die »Persönlichkeit« umfasst das Repertoire an Verhaltensweisen, darunter Emotionalität (Neurotizismus, Ängstlichkeit, Vermeidungsverhalten), Extrovertiertheit, Verträglichkeit, Offenheit für neue Denkweisen und Erfahrungen und Gewissenhaftigkeit (Sorgfalt, Fleiß, Selbstdisziplin und Ehrgeiz). Der »Charakter« hingegen ist weniger offensichtlich. Den wahren Charakter eines Menschen erkennt man erst, wenn dieser Mensch in eine Zwickmühle gerät und unter Stress eine schwierige Entscheidung treffen muss.

Die Wissenschaft betrachtet die Persönlichkeit als weitgehend genetisch festgelegt und unveränderlich, wohingegen der Charakter stärker durch Stressfaktoren, Erfahrung, eigene Wahl und Glauben geformt wird. In Romanen oder Filmen findet man beim Helden oftmals eine tiefgreifende charakterliche Entwicklung zum Besseren hin. Unser Glaube an Religion, Politik, Familie und Zivilisation beruht zumindest teilweise auf dieser Hoffnung, dass ein irregeleiteter Charakter aus den »Klauen des Bösen« gerettet werden kann.

Menschen interessieren sich von Natur aus dafür, wer sie sind. Man muss sich nur die langen Reihen an Ratgebern zur Selbsterkenntnis im nächsten Buchladen ansehen! Bei dem Versuch, unsere Persönlichkeit und unseren individuellen Charakter zu erfassen, versuchen wir mitunter, die eigenen Gefühle, Handlungen und Wünsche durch Selbstbeobachtung zu durchschauen. Da wir allerdings voreingenommen sind – was mehr oder weniger hilfreich sein mag (schließlich ist manch einer sein eigener schlimmster Kritiker) –, ist dieses Selbstbild nicht unbedingt zuverlässig, und so stellen wir uns plötzlich der Präsidentenwahl, obwohl wir in Wahrheit ein schlechtes Urteilsvermögen haben und keinerlei Sinn für Diplomatie. In einer Studie von 1976 zum Hochschulzugangstest SAT waren von einer Million Studenten 60 Prozent der Ansicht, sie seien überdurchschnittlich gute Sportler (was statistisch unmöglich ist), 70 Prozent sprachen sich überdurchschnittliche Führungsqualitäten zu, und 85 Prozent glaubten, besser mit Gleichaltrigen zurechtzukommen als die meisten. Ein Viertel der Teilnehmer stuften ihre Fähigkeit, mit anderen auszukommen, in der Spitzenposition (ein Prozent) ein. Es wäre also keine große Überraschung für mich gewesen, wenn ich mich als liebenswerter betrachtete, als ich tatsächlich war.

Sobald ich wieder in Irvine war, bat ich alle aus meinem direkten Umfeld – Freunde, Familie, Kollegen – um eine offene Einschätzung, was sie von mir dachten und wie ich andere Leute behandeln würde. Ich forderte die anderen auf, absolut ehrlich zu sein und mir die ungeschminkte Wahrheit zu sagen. Etwa die Hälfte der Angesprochenen kam meiner Bitte nach. Die anderen sagten lieber nichts oder lachten nur.

War mein Verhalten nach Meinung meiner Freunde wirklich so furchtbar? Zu meinen engsten Freunden zählen meine erste Postdoktorandin an der Universität Irvine, Susannah, und ihr Mann Mark. Beide kennen mich seit 1977 und laden Diane und mich noch heute zum Essen ein. Mark teilte mir mit: »Jim, ich habe dich wirklich gern und amüsiere mich prächtig, wenn du da bist, aber ich kann dir nicht trauen. Ich weiß, dass ich nie auf dich zählen könnte, wenn es hart auf hart kommt.« Auf meine Bitte, diese Aussage zu konkretisieren, blieb er enttäuschenderweise ebenso vage wie die meisten anderen der fünfzehn Freunde, die meine Bitte erfüllten. Er sagte, wenn ich die Wahl hätte, in einer schwierigen Situation an seiner Seite zu bleiben oder mich anderswo zu amüsieren, würde ich lieber die Party wählen. Das wüsste er, weil er solche Verhaltensweisen jahrelang an mir beobachtet hätte. Wenn er mich eingeladen hätte, hätte ich mich bis zum Tag der Einladung nie festlegen und mein Kommen fest zusagen wollen. Ich hätte immer abgewartet, ob sich nicht noch etwas anderes ergeben würde, was mir spannender erschien.

Ich wandte mich mit meinen Fragen auch an einige Psychiater, Psychologen und Neurologen, die mich schon lange kannten. Wie bereits erwähnt, hatten einige von ihnen mein Verhalten verschiedentlich ernsthaft hinterfragt und mich sogar als Psychopathen tituliert. Das hatte ich jedoch immer abgewehrt und ihre Kommentare als Eifersucht oder Ärger abgetan, anstatt einmal zu überlegen, ob diese Spezialisten in Sachen Verhalten womöglich Recht hätten. Wir hatten zusammen gearbeitet, miteinander das Brot geteilt, waren zusammen gereist, und ich fühlte mich allen eng verbunden. Aber jeder Einzelne sagte dasselbe: Sie hätten mir schon seit Jahren mitgeteilt, was sie von mir hielten – ich sei ein netter, interessanter Mann, und es würde viel Spaß machen, mit mir zu arbeiten, aber ansonsten wäre ich ein »Soziopath«. Ich erwiderte, dass das doch garantiert ein Scherz wäre, doch sie bestanden darauf, dies sei stets ihre ehrliche Einschätzung gewesen, die sie mir auch auf den Kopf zugesagt hätten.

Offenbar hatte also mein gesamtes Umfeld versucht, mir zu vermitteln, dass ich ein angepasster oder prosozialer Psychopath bin – jemand, der diverse psychopathische Züge aufweist, ohne in gewalttätige Kriminalität abzurutschen. Diese Form der Psychopathie findet sozial akzeptable Ventile für die eigene Aggression und manifestiert sich durch kaltes, narzisstisches Manipulieren anderer Menschen. Auf der Hare-Checkliste kann ich drei der vier Faktoren vorweisen: Oberflächlichkeit, Kälte und Unzuverlässigkeit. Aber nicht die antisozialen Tendenzen.

Nun befragte ich meine engeren Freunde gründlicher, was sie von mir hielten. Alles in allem scheine ich normalerweise recht nett zu sein, aber manchmal mache ich Dinge, die darauf hindeuten, dass andere mir nicht wirklich wichtig sind. Zu den Beschreibungen, mit denen sie mich bedachten, gehörten Worte und Sätze wie: »Manipulativ«, »charmant, aber unaufrichtig«, »macht andere intellektuell fertig«, »nicht vertrauenswürdig, sobald es heißt: du oder ich«, »narzisstisch«, »oberflächlich«, »unzuverlässig, wenn man dich braucht«, »egozentrisch«, »unfähig, tief zu lieben«, »schamlos«, »völlig skrupellos«, »ein schlauer Lügner«, »keinerlei Respekt vor Gesetzen, Autoritäten oder gesellschaftlichen Regeln«, »hält sich an eine selektive Moral«, »verantwortungslos«, »völlig gefühllos«, »kalt«, »kein Einfühlungsvermögen«, »emotional flach«, »ich bin der Größte«, »pathologischer Lügner«, »schuld sind immer die anderen«, »nimmt sich maßlos wichtig«, »ständig gelangweilt«, »auf der Suche nach dem Kick«, »Bedürfnis nach ständiger Stimulation«, »furchtlos«, »bringt andere bei gemeinsamen Unternehmungen bedenkenlos in Gefahr«, »sehr beliebt, aber vielfach flache Beziehungen«, »keinerlei Schuldgefühle«. Offensichtlich wusste jeder, dass ich mir selbst am nächsten war.

Eigentlich hätten diese wenig schmeichelhaften Aussagen mich kaum überraschen dürfen. Im Laufe meiner Karriere hat man mich häufig gebeten, an psychologischen Tests teilzunehmen. Meistens kam dieses Ersuchen von Kollegen, die noch Daten für eigene Studien benötigten. Zwischen meinem zwanzigsten und fünfzigsten Lebensjahr absolvierte ich drei umfassende psychologische Tests, deren Ergebnisse ziemlich deckungsgleich ausfielen. Der umfassendste davon wurde 1994 von meinem Kollegen Stanley durchgeführt, einem Professor, der gerade seinen zweiten Doktor in klinischer Psychologie machte. Die Auswertung umfasst knapp fünfzig Seiten zu diversen Testreihen, die neben meiner Intelligenz auch die Persönlichkeit und die geistig-seelische Gesundheit überprüften. Diese Unterlagen nahm ich mir zu Hause drei Tage lang vor und ackerte mich durch Interviews, Fragebögen und verschiedene Messreihen zu Reaktionszeit und Kurzzeitgedächtnis.

Vieles aus dem Bericht ist psychometrischer Fachjargon, doch einige Zusammenfassungen vermitteln ein ziemlich klares Bild davon, wie ich aus professioneller Sicht einzuschätzen bin:

*James F. ist ein vergnügungslustiger Mensch mit einem sehr aktiven Sozialleben und zahlreichen engen Freunden. Er organisiert gern Reisen, Essen und Partys mit seinen Freunden und Verwandten. Er liebt die gute Küche, ist ein Weinkenner und ein ausgezeichneter Koch. Bei seinen Studenten ist er beliebt, von Kollegen hoch geschätzt. Er reist mit Begeisterung durch die Welt und passt sich neuen Situationen schnell an. James F. sagt, er sei nie ernsthaft deprimiert und er würde nur ungern schlafen gehen, weil er »Angst habe, sonst etwas zu verpassen«. Deshalb schläft er nur vier bis fünf Stunden pro Nacht und feiert und trinkt oft bis ein oder zwei Uhr morgens, obwohl er um sechs wieder aufsteht. Er sagt, sein Asthma hätte ihm schon als Kind gezeigt, dass er sterblich ist; deshalb hätte er bereits in jungen Jahren beschlossen, sein Leben bis zur Neige auszukosten. Diese Einstellung festigte sich weiter, nachdem er ab dem Alter von 18 Jahren im Laufe der Jahre über 700 Panikattacken erlitt. Hervorzuheben wäre auch, dass er einen der größten Wettpools für NFL-Amateurfootball in ganz Amerika betreibt, wenn auch mehr aus Spaß als des Geldes wegen. Er geht zwar auf die Rennbahn, seit er drei ist, und fährt seit vielen Jahren zum Spielen und Feiern nach Las Vegas, setzt aber immer nur kleine Geld-*

*summen und ist nicht spielsüchtig. Hobbymäßig schreibt er Drehbücher und führt mit seiner Familie insgesamt ein angenehmes Leben …*

*Der Intelligenzquotient von James F. erreicht sehr hohe Werte und entspricht damit den Ergebnissen verschiedener früherer Tests (IQ-Punktzahlen über 150). Seine verbalen und handlungsorientierten Hirnfunktionen erscheinen gut ausgewogen. (Anmerkung: Die L- und K-Werte [Lügenskala und Abwehrhaltungsskala] lassen vermuten, dass er sich in idealisierter Weise darstellt, über ein gut entwickeltes, starkes Ego verfügt, emotional auf der Hut ist und guten Realitätskontakt hat; ein Perfektionist, der jeder Situation gewachsen, aber möglicherweise wenig selbstreflektiert ist.) Seine klinischen Ergebnisse ergeben ein Zusammenspiel aus 1) Anpassungsfähigkeit, 2) Entschlossenheit, 3) sicherem Selbstbild, 4) einem gutmütigen, optimistischen, relativ stressfreien Wesen, 5) Unabhängigkeit, 6) Durchsetzungsvermögen, 7) robustem Energieniveau, 8) Aufmerksamkeit, 9) einer extrovertierten Persönlichkeit, 10) einem starken Selbstbewusstsein, 11) Geselligkeit und 12) Spontanität. Die Ergebnisse lassen darauf schließen, dass er im Alltag eher entspannt erscheint und die gewisse Gelassenheit des ›Marlboro Man‹ vermittelt. Ferner sind in den Ergebnissen Wortgewandtheit und ein hohes Maß an Geselligkeit mit einer gewissen Hyperaktivität zu erkennen. Das kann auch ein Streben nach Macht, Anerkennung und Status widerspiegeln. All diese mutmaßlichen persönlichen Eigenschaften wurden nicht nur durch einen der Interviewer bestätigt, der diese bei der Testperson seit zehn Jahren im Rahmen einer engen Zusammenarbeit beobachtet, sondern auch durch weitere Tests bekräftigt … Er ist ein sehr ehrgeiziger, hart arbeitender Akademiker mit ei-*

*ner erfüllenden, erfolgreichen Laufbahn, der zugleich einen hedonistischen Lebensstil pflegt. Daher hat er trotz seines vermutlichen Mangels an echter Selbsterkenntnis ein hohes Maß an Bewältigungsstrategien entwickelt, um seine beruflichen Ziele zu erreichen, auch wenn seine Ergebnisse auf Selbstherrlichkeit und gewisse Schwierigkeiten, anderen nahe zu kommen, hindeuten.*

*Möglicherweise impulsiv, in sich gefestigt, rückt Frauen nicht immer in ein gutes Licht; laut MMPI [Minnesota Multiphasic Personality Inventory] gibt James F. nur wenig von seinem Innenleben preis; laut TAT [Thematic Apperception Test] vermutlich starke Vaterfigur, aber fehlendes Mutterbild in seinen Geschichten, keine Veranlagung zu Homosexualität, sexuell normal, keinesfalls prüde. Seine HTP-Zeichnungen [Haus-Baum-Mensch-Test] deuten auf infantile Egozentrik und körperlichen Narzissmus hin. Passt sich leicht an, ist sozial ein extrovertierter Schmetterling, kommt in anderen Kulturen gut zurecht, ausgedehntes soziales und berufliches Netzwerk. Hinweis auf narzisstische Tendenzen wie Grandiosität und Selbstzentriertheit; direkte menschliche Reaktionen auf andere vielleicht oberflächlich; hohe positive Meinung zum eigenen Wert; könnte mehr anstreben, als seinen Fähigkeiten entspricht. Einige Tests ergeben oberflächliche, manipulative, aber nicht zerstörerische Beziehungen zu anderen. Er führt ein sehr stressreiches Leben, scheint aber ausreichend psychische Reserven zu haben, um damit zurechtzukommen. Er zeigte eine gewisse Grandiosität und Narzissmus sowie gewisse unbefriedigte Abhängigkeitsbedürfnisse, was jedoch nicht von Bedeutung sein muss.*

Diesen Ergebnissen konnte ich nicht widersprechen, ging über die negativen Aspekte jedoch wie üblich achselzuckend hinweg.

In keinem der psychologischen Tests, an denen ich bis 2006 teilnahm, ging es direkt um das Thema Psychopathie. Da es keine offizielle Definition für einen Psychopathen gibt, würde sich logischerweise auch nicht offiziell feststellen lassen, ob ich einer war. Im Nachhinein jedoch weisen die Ergebnisse tatsächlich auf bestimmte Persönlichkeitsmerkmale hin, die bei Psychopathen verbreitet sind: Selbstvoreingenommenheit, Narzissmus, Egozentrik, Suche nach dem Kick, Abhängigkeit, eine potenziell schlechte Selbsteinschätzung und Oberflächlichkeit in Bezug auf Beziehungen – ein Punkt, den ich bisher nie mit Psychopathie in Zusammenhang gebracht hatte. Diese relativ egoistischen, »hartgesottenen« Merkmale im Sinne von »Was schert's mich?«, irritierten mich nicht weiter, weil ich ja nicht antisozial war.

Bald nach Oslo fielen mir allerdings auch zwei lange, sehr emotionsgeladene Briefe wieder ein, die ich beide im gleichen Jahr, 2000, von Menschen erhalten hatte, die mir besonders nahe stehen. Meine Schwester Carol und meine Tochter Shannon gehören zu den wichtigsten Menschen in meinem Leben und hatten sich nicht miteinander abgesprochen, bevor sie mir diese Briefe schickten. Erst Ende 2012 erfuhren sie von dem jeweils anderen Brief, nachdem ich sie darauf ansprach. In beiden Briefen ging es darum, wie extrem enttäuschend meine Schwester und meine Tochter meinen jahrelangen Umgang mit ihnen fanden. Beide teilten mir mit, ich sei flach und zu häufig unzuverlässig. Ausgangspunkt für beide Briefe war der Eindruck gewesen, sie hätten mir ihr Leben lang vertraut, mir Gefühle entgegengebracht, mich unterstützt und geliebt, während ich praktisch nichts zurückgäbe – keine echte Verbundenheit, keine wahre, emotionale, zwischenmenschliche Empathie, also das, was Menschen am meisten zu schätzen wissen und am meisten brauchen.

Meine Schwester und ich waren uns als Kinder nahe gewesen. Ich hatte sie beschützt, doch mit der Zeit hatte ich mich unmerklich immer weiter von ihr entfernt. Carol erwähnte kein spezielles Ereignis, sagte aber, es sei immer sie, die um Zuneigung betteln müsse. Kann man wirklich dreißig Jahre jemandem verbunden sein und dann feststellen, dass immer man selbst derjenige ist, der den Kontakt herstellt und fragt: »Wie geht es dir? Ist alles klar?«, ohne diese Worte je vom anderen zu hören? Meine Schwester hatte es stets so gehalten, aber jetzt hatte sie endgültig die Nase voll.

Im Gegensatz zu meiner Schwester gab es für den Brief meiner Tochter einen Aufhänger, doch auch aus ihm sprach jahrelanger Schmerz. Damals wollte die ganze Familie gemeinsam ausgehen. Ich hatte in der Nacht zuvor gefeiert, und als sie gingen, sagte ich, ich würde gleich nachkommen. Shannon ließ ihren Jüngsten bei mir, und ich sagte, ich würde ihn dann mitbringen. Allerdings vergaß ich meinen schlafenden Enkel unfassbarerweise und tauchte ohne ihn im Restaurant auf. Meine Tochter hatte den Eindruck, er wäre mir so gleichgültig, dass ich keinen Gedanken an ihn verschwendete – mein eigener Enkel!

Als ich damals diese Briefe bekam, dachte ich: »Womit habe ich das verdient?« Ich begriff es nicht. Bei meiner Schwester dachte ich: »Was erwartet sie denn? Ich habe viel zu tun. Ich habe eine Familie. Wenn ich dir nicht genug geben kann, Pech gehabt! Ich unterstütze dich gern, aber solche Anrufe mache ich eben nicht.« Ich fand es zwar schade, dass ich anderen nicht genug von dem geben konnte, was sie wollten, aber so war ich nun mal. Am Ende kam ich zu dem Schluss, dass meine Schwester und meine Tochter bestimmt gerade mit etwas anderem in ihrem Leben unzufrieden waren und ihr Unglück mir in die Schuhe schoben.

Beide Briefe gaben mir zwar zu denken, aber mein Verhalten änderte ich dennoch nicht. Erst über zehn Jahre später setzte ich ihre Aussagen zusammen und nahm sie ernst. Als ich die Briefe diesmal wieder hervorzog und erneut las, bedrückten sie mich etliche Tage. Die Schuldgefühle ließen zwar wieder nach, aber ich konnte sie nicht vollständig abschütteln. Ich teilte Carol und Shannon mit, dass ich die Briefe erneut gelesen und endlich begriffen hätte, was sie bedeuteten. Heute wüsste ich, wie sehr ich sie offenbar verletzt hätte, doch beide meinten, ich solle mir darüber nicht den Kopf zerbrechen. Irgendwie hatte ich offenbar immer noch nicht wirklich erfasst, worum es ihnen ging und aus welchem Grund sie mir wirklich geschrieben hatten. Aber sie beharrten darauf, dass sie inzwischen eingesehen hätten, dass ich eben bin, wie ich bin, und damit wäre die Sache für sie erledigt. Was ich ihnen nicht abnehme. Ich glaube, sie wollten einfach nur nett sein.

Nachdem ich mir ein Jahr lang angehört hatte, was meine Familie und meine Kollegen tatsächlich von mir hielten, fragte ich mich zum ersten Mal in meinem Leben: »Was habe ich nur getan?« Ich war nicht am Verzweifeln, sondern bemühte mich lediglich, meine Ahnungslosigkeit zu begreifen. Plötzlich fügten sich all die Puzzlestückchen meines Lebens schlüssig ineinander. Und drei Minuten später folgte ein zweites, ganz anderes Gefühl. Denn mit aller Ehrlichkeit, zu der ich überhaupt fähig bin, gestand ich mir ein: »Es ist mir egal.« Richtig. »ES IST MIR EGAL.« In diesem Augenblick verstand ich – wiederum zum ersten Mal in meinem Leben –, dass all die Andeutungen, das Flüstern und schließlich das Schreien der anderen über all die Jahre hinweg der Wahrheit entsprachen.

Als meine »Krankheit« 2011 über Fernsehauftritte und Radiointerviews bekannt wurde, behandelten die meisten Menschen mich zunächst kaum anders als zuvor. Leute wie Diane und ein Teil meiner übrigen Familienmitglieder und Freunde sagten lediglich: »Es überrascht mich kein bisschen, dass du ein Stück weit soziopathisch bist, ganz ehrlich.«

Doch nachdem all dies auf dem Tisch lag, mochte Susannah, die ich schon ewig kannte und die immerzu mit mir auf Dienstreise gewesen war, nicht mehr mit mir allein sein. Sie und ihr Mann laden mich nach wie vor häufig ein, aber sie wollen dem Tier nur innerhalb des sozialen Käfigs begegnen. Sie halten mich keineswegs für gewalttätig, aber sie befürchten, von mir in eine Lage gebracht zu werden, die sie später bedauern, wenn sie ganz auf sich gestellt sind.

Eine jüngere Frau und enge Freundin, Mary Beth, mit der ich mehrere wissenschaftliche Arbeiten verfasst habe, teilte mir rundheraus mit: »Du bist ein Psychopath, und ich will nicht mehr in deiner Nähe sein.« Sie hat jeglichen Kontakt zu mir abgebrochen, was ihr offenbar nichts ausmacht, obwohl wir immer gut miteinander auskamen. Wir hatten nie Streit, und ich kann mich an nichts erinnern, wodurch ich sie vertrieben haben könnte. Mary Beth ist ausgebildete Wicca-Anhängerin, und ich vermute, sie sah zu viel Dunkelheit in mir, genau wie einst jener Priester, der mich für »böse« erklärte. Das ist schade, denn sie war eine interessante Mitarbeiterin, die ich gern um mich hatte. Auch Diane mochte sie. Am meisten vermisse ich ihre Ehrlichkeit. Wenn sie etwas sagte, war es absolut aufrichtig. Daher sprach sie häufig unangenehme Wahrheiten aus, und diese Eigenschaft ist nicht besonders verbreitet. Deshalb vermisse ich sie, aber so ist der Lauf der Welt.

Im Gegensatz zu Susannah und Mary Beth gab es bei vielen anderen keinerlei Veränderung. Etwa vierzig Freunde und Bekannte wollten erstaunlicherweise deutlich *mehr* Zeit mit mir verbringen als zuvor. Bei einigen von ihnen war offenbar die Neugier angestachelt, was es mit ihrem »besonderen« Freund auf sich hatte. Sogar ich kann den Galgenhumor nachvollziehen, der mit dieser Reaktion verbunden ist.

Insgesamt also wollen mehr Leute mit mir zusammen sein, aber ich habe ein paar enge Freunde verloren. Was wäre Ihnen lieber? Das ist eine harte Frage. Ehrlich gesagt, ziehe ich in gewisser Hinsicht die oberflächlichen Beziehungen vor – je mehr, desto lustiger. Ich weiß, dass das nicht richtig ist. Geistig kann ich unterscheiden, was richtig und falsch ist. Aber ich fühle es nicht, es schert mich nicht, und es ändert auch nichts an meinem Verhalten.

Was mich durchaus besorgt stimmte, war die Frage, wie meine Offenheit die Beziehungen zu meinen Kollegen beeinflussen würde. Viele davon hatten mich im Laufe der Jahre jedoch längst durchschaut und mein Benehmen akzeptiert. Sie verhielten sich somit genauso wie zuvor und erlaubten sich nur hin und wieder eine kleine Stichelei. Man bittet mich nach wie vor, wissenschaftliche Artikel auf Publikationsreife zu beurteilen; ich werde zu gemeinsamen Anträgen für Forschungsprojekte aufgefordert; man lädt mich als Redner ein. Als Wissenschaftler werde ich die Geschichte also unbeschadet überstehen. Ein wichtiger Aspekt dieser Akzeptanz ist jedoch, dass man mir nie professionelles Fehlverhalten vorgeworfen hat, auch kein unangemessenes Verhalten gegenüber Studenten oder Mitarbeitern. Darüber hinaus haben meine Kollegen mich nach Kräften unterstützt und meine Enthüllungen großherzig aufgenommen.

Einer meiner engsten Kollegen und Freunde, Fabio, kennt alle meine Schwächen und arbeitet dennoch weiterhin gern mit mir zusammen. Er betrachtet mich als jemanden mit gewissen Funktionsfehlern, was er interessant findet. Im Gegensatz zu mir ist er ein extrem einfühlsamer Mensch, der meine Gefühlskälte kennt, aber ich habe ihm immer geholfen, und er weiß, dass ich ihn nie absichtlich reinlegen würde. Zudem haben wir Spaß zusammen und diverse gemeinsame Interessen – gutes Essen, Wein, Reisen – sowie einen Sinn für das Abenteuer Wissenschaft. Er vertraut mir auch persönliche Dinge an, aber bei der Arbeit setzt er nicht blind darauf, dass ich immer tue, was man von mir erwartet (manchmal übertreibe ich ein wenig), und wenn wir spielen gehen, weiß er, wann er sich lieber heraushalten sollte.

Kürzlich saß ich mit Leonard zusammen, einem Psychiater und engen Freund, der praktisch alles über mich weiß, und fragte ihn nach meinen stabilsten psychopathischen Verhaltensweisen. Wir waren uns einig, dass meine Bereitschaft, nicht auf der Beerdigung eines Onkels, der Hochzeit eines Freundes, einer Examensfeier, einer Bar Mitzvah, einer Erstkommunion oder einer Totenwache zu erscheinen, mich sicherlich als grenzwertigen Psychopathen kennzeichnet. Ich bringe bei solchen Gelegenheiten niemanden um, aber wenn etwas anderes los ist, was mich mehr reizt, gehe ich einfach nicht hin.

Auch meine Bereitschaft, ja, meinen Eifer, Freunde und Familie ernsthaft in Gefahr zu bringen, nur um »gemeinsam« etwas Aufregendes zu erleben, stuften wir beide als psychopathischen Charakterzug ein. Ich fragte ihn, ob meine körperliche und soziale Risikofreude auch einfach als Abenteuerlust eingestuft werden könnten, was er mit Einschränkung bejahte. Denn mein unbekümmerter Umgang mit der Sicherheit anderer im Rahmen solcher »Abenteuer«, bei denen ich Nahestehende bewusst großen Gefahren aussetze, geht über normale Verhaltensweisen weit hinaus.

Danach wollte ich wissen, ob mein anomales Verhalten auf meine Trinkexzesse zurückgehen könnte. Er erinnerte mich daran, dass ich unter Alkoholeinfluss für gewöhnlich lustig und gutmütig sei. Das stimmt. Wenn ich trinke, steigt meine Empathie ein wenig, insbesondere gegenüber Fremden. Und ich gehe bis heute davon aus, dass Alkohol meine einzige Droge ist, auch wenn ich täglich von einer Zigarette träume.

Anschließend wandten wir uns anderen Untiefen zu. Leonard weiß bestimmte Dinge über mich, die ich hier nicht preisgeben möchte, und manches nehme ich lieber mit ins Grab. Aber eine Verhaltensweise, die ihn ernsthaft verstörte, kann ich an dieser Stelle erzählen.

Ich fragte ihn, ob Rachsucht typisch für Psychopathen wäre. Er sagte, jeder hätte ein gewisses Bedürfnis nach Genugtuung. Es ist normal, auf andere wütend zu sein, die einem Unrecht getan haben, sie damit zu konfrontieren und eine Wiedergutmachung zu erwarten. Danach bat er mich, ihm zu beschreiben, auf welche Weise ich mich über jemanden ärgere und wie ich mich dann möglicherweise räche.

Ich erzählte, dass ich meinen Ärger normalerweise gut unterdrücken kann. Nur wer mich sehr gut kennt, merkt, dass ich wütend, womöglich stinkwütend, bin. Ich kann meinen Ärger und meinen Wunsch nach Rache wirklich meisterhaft verbergen und die Vergeltung jahrelang hinauszögern. Aber irgendwann, wenn der andere überhaupt nicht mehr damit rechnet, hole ich zum Gegenschlag aus. Wer mir geschäftlich, beruflich oder privat Unrecht getan hat, wird dies am Ende bereuen. Mir macht das Spaß, denn die Betroffenen wissen nicht, wie ihnen geschieht. (Über die Einzelheiten kann ich mich hier nicht näher auslassen, denn einige habe ich richtig gut erwischt.) Dabei achte ich sorgfältig darauf, dass meine Rache in angemessenem Verhältnis zu dem steht, was der andere mir einst angetan hatte, nicht mehr und nicht weniger. Und es geht mir nicht darum, jemandem körperlich zu schaden.

Von dieser Enthüllung war mein Freund sichtlich schockiert. Zudem hatte ich ihm diese Neigung in seinen Augen erschütternd kaltblütig geschildert. Die Fähigkeit, meine Vergeltung strategisch hinauszuzögern, stufte er als mein stärkstes psychopathisches Merkmal ein. Ich sagte, ich täte noch andere Dinge, die eigentlich viel schlimmer wären, aber da winkte er nur noch ab: »Ist gut, Jim, behalt's lieber für dich.«

Nun stellte sich aus meiner Sicht die Frage, ob andere Aspekte meines Verhaltens die psychopathischen Merkmale ausglichen. Wenn ich es so formulierte, konnte ich mein Handeln schnell rechtfertigen. Es erinnerte mich an meine Beichtgänge. Mir wurde bewusst, dass der Ansatz, wöchentlich, monatlich oder jährlich meinen Frieden mit Gott – oder der eigenen Seele – zu machen, an diesem Punkt meines Lebens ein ziemlich kläglicher Versuch war, meine Psychopathie zu leugnen. Als könnte ich meine Sünden hinwegwaschen, indem ich sie zugab und mich – oder einen Geistlichen oder Gott – um Vergebung anflehte! Solche Demutsbekundungen kannte ich gut. Die Suche nach Gnade würde mein Verhalten nicht ändern, sondern lieferte mir nur Ausreden. Ein Sünder ist – wie jeder Psychopath – in erster Linie ein Wiederholungstäter. Wir sind Maschinen und können uns durch reine Willenskraft nicht von Grund auf ändern.

Ich überlegte, ob ich mich oberflächlich verändern könnte, indem ich mein Verhalten einfach schlüssig erklärte. Vielleicht konnte man Psychopathie mit Hilfe einer guten Geschichte in ein akzeptableres, ja, geradezu liebenswertes Licht rücken. Ganz als wenn jemand sich seine Promiskuität nicht eingestehen will und lieber von einer erfrischend flexiblen, offenen und gesunden Einstellung zu Sex redet. Allerdings würde das nichts an meinem Grundverhalten ändern. Um mich also so zu sehen, wie ich war, und dann womöglich ernsthaft zu bessern, brauchte ich eine gute Strategie. Das eigentliche Problem jedoch war, dass ich mich bemühen konnte, so viel ich wollte – letztlich war es mir einfach egal! Und da hatten wir es wieder: Ich hege natürlich den Wunsch, die Menschen in meiner Umgebung glücklich zu machen, doch der entspringt in erster Linie daraus, dass dieses Verhalten mir selbst das Leben leichter und angenehmer macht.

Was bedeutet das nun für meine Mitmenschen? 2011 wurde ich im Rahmen des World Science Festivals zu einem

»Moth Talk« eingeladen. Dabei handelt es sich um eine Radioserie, wo Menschen mit den unterschiedlichsten Lebensläufen eine Geschichte aus ihrem Leben erzählen, zumeist eine sehr persönliche, oftmals auch lustige Episode. Also sagte ich bereitwillig zu. Es widerstrebt mir, in jedem Vortrag dasselbe zu erzählen, und ich wollte mal etwas anderes von mir geben. Für das *Wall Street Journal* hatte ich meine Gene analysieren lassen, und diese Moth-Geschichte sollte gut ausgehen. Darum beschloss ich, mein Verhalten zu ändern. Ich wollte endlich zu Beerdigungen und Hochzeiten gehen, kranke Freunde besuchen, ob in der Klinik oder zu Hause, und zulassen, dass ein Freund mir bei einem todlangweiligen Essen das Herz ausschüttet, nur um ihn zu trösten und »Mitgefühl« zu zeigen.

Daneben war dieser Versuch einer Verhaltensänderung für mich auch ein herausforderndes Experiment. Schließlich bin ich Wissenschaftler. Kann ich versuchen, mich besser zu benehmen und empathischer zu handeln, wenn es mich letztlich kalt lässt? Es war eine Art Wettstreit mit mir selbst. Wann immer es mir gelang, das »Richtige« zu tun, erwies sich meine Hypothese als korrekt. Das war natürlich ein mechanistischer bis frivoler Denkansatz, aber es war mir durchaus wichtig. Außerdem dachte ich, dass ich es den Menschen aus meinem Umfeld vermutlich schuldig war. Es gab also drei Gründe, mich zu verändern.

Ich begann also, eher solche Dinge zu tun, anstatt auf Partys zu gehen, auf die Rennbahn, ins Kasino, auf kurze Spritztouren in unpassender Gesellschaft, wo man sich und andere auf völlig hirnlose Art in Gefahr brachte. Nur bin ich leider nicht mit dem Herzen dabei. Es war eine Art Wette, ob ich dazu in der Lage bin, und das ist es bis heute geblieben. Ich dachte jedoch, dass ich mit solchen einfachen, menschlichen Verhaltensweisen zumindest kurzfristig gewisse vernachlässigte Schaltkreise in meinem Gehirn stärken und zugleich der Amygdala mitsamt meinem Hedonismus etwas weniger Futter geben könnte, um meine Gewohnheiten allmählich auf ein menschlicheres, weniger psychopathisches Verhalten umzuprogrammieren. In Grenzen scheint das tatsächlich zu funktionieren.

Die Menschen um mich herum – insbesondere die, die mir nahestehen – registrieren meine kleinen Veränderungen. Dabei macht es ihnen gar nicht so viel aus, dass ich nicht mit dem Herzen dabei bin, nicht wie jeder normaler Mensch. Es ist zwar ein bisschen Schauspielerei dabei, aber die Leute scheinen doch anzuerkennen, dass ich mich bemühe. Sie merken, dass ich erstaunlicherweise zu ihren Gunsten auf gewisse Dinge verzichte und sie so respektvoll behandele, wie man es von einem Mitmenschen erwarten könnte.

Dummerweise gibt es bei diesem neuen Pfadfindergehabe ein Problem. Ich habe Spaß an Dingen, die nicht unbedingt unmoralisch oder unethisch, aber doch ausgesprochen unpassend sind, zum Beispiel, mich mit einem anderen Professor so lange zu betrinken, bis dieser auf dem Tisch tanzt. Das zumindest teilen mir die Leute mit, die ich zu solchen Eskapaden genötigt habe. Hier ist der Haken: Wenn das, was ich mache, nicht grundfalsch ist – wo ist das Problem? Nun (und auch das musste man mir sagen), andere könnten solche Sachen falsch verstehen, und das würde sie verletzen. Ich weiß aber wirklich nicht, ob ich in der Lage bin, alle derartigen moralisch unbedenklichen, aber offenkundig unangemessenen

Verhaltensweisen aufzugeben. Wie viele andere Leute konnte ich das Rauchen von jetzt auf gleich aufgeben, obwohl ich viele Jahre ein starker Raucher war. Seit 1998 rauche ich nicht mehr. Ich habe auch schon acht Mal zwischen 30 und 45 Kilo abgenommen (und mir das alles auch wieder angefuttert). Aber eine echte Veränderung meines zwischenmenschlichen Verhaltens? Nein.

Einen Teil dieses Buches schrieb ich im Ferienhaus meines Freundes Larry in den San Bernadino Mountains, einen anderen im Haus von Fabios Vater in einem mittelalterlichen italienischen Städtchen oberhalb des Lago d'Orta. Bei einer eher klösterlichen, sitzenden Lebensweise mit wenig Kaffee oder Alkohol bekomme ich gut Luft und habe weniger Sodbrennen. Auch meine Schnarchorgien sind zumindest vorübergehend weitgehend passé. Aktuell schlafe ich nicht nur vier, sondern fünf Stunden pro Nacht, was allerdings nicht unbedingt positiv ist. Schließlich bringe ich in meinen wachen Stunden viel zustande. Ich habe davon nicht nur beruflich profitiert, sondern mich mein Leben lang auf der Überholspur bewegt (abgesehen natürlich von meinem Kampf gegen die Leibesfülle). Andererseits bemerke ich verschiedene unbestreitbar negative Symptome. Seit meiner Kinderzeit war ich selten krank, doch plötzlich bekomme ich Schwellungen, Ausschläge und Schmerzen, die ich bisher nicht kannte. Das mag natürlich auf Toxine zurückgehen, die sich durch jahrelangen Raubbau an meiner Gesundheit in meinem Fettgewebe eingelagert haben und jetzt frei werden. Jedenfalls ist das weder schön noch angenehm.

Was mich wieder auf die Hauptfrage bringt, der ich mich stellen muss: An welchem Punkt höre ich auf, »gut« zu sein?

Ich war immer mit mir im Reinen und mag mich nach wie vor. Bisher habe ich mein Leben nach Kräften genossen, und es schien auf die Dauer immer besser zu werden. All die gesundheitlichen Probleme, mit denen ich zu kämpfen hatte, haben mich nur zäher und glücklicher gemacht. Das würde ich gern so beibehalten, und sobald ich unglücklich werde, nur um andere glücklich zu machen, ist für mich der Zeitpunkt gekommen, wo ich die Notbremse ziehe. Ich will nicht all die unpassenden, gefährlichen Unternehmungen mit den »falschen« Leuten aufgeben müssen, nicht einmal das, was für Nahestehende lebensgefährlich ausgehen und meine Karriere gefährden könnte. Solche Dinge stimmen mich richtig glücklich, und das ist meine klare Grenze.

Zum Thema »Willenskraft« fragen Sie sich bitte, ob jemand ernsthaft Oprah Winfrey, die ihren ewigen Kampf gegen das Übergewicht regelmäßig verliert, mangelnde Willensstärke unterstellen könnte. Diese Frau hat mehr Willenskraft als 99,9 Prozent aller Menschen! Es ist nur nicht die Art von Kraft, welche die Gesellschaft, ihre Freunde und ihre Familie sich wünschen. Sie soll berühmt und großartig sein, tolle Arbeit leisten *und* schlank sein. Wenn sie jedoch nicht alles andere über Bord wirft und sich den Rest des Lebens vollständig auf ihr Gewicht konzentriert, bleibt die schmale Taille ein Wunschtraum. Natürlich kann man trotz gegenläufiger genetischer und epigenetischer Veranlagung sein Verhalten ändern. Um diesen Kampf gegen den Befehl der Gene zu gewinnen, müssen wir jedoch normalerweise fast alles andere aufgeben, was für uns zählt. Unsere Gene und die Art, wie ihre Wirkung aufgrund frühkindlicher Erfahrungen verstärkt oder abgeschwächt wird, legen nicht zwangsläufig fest, wer wir sind und wonach wir uns aus tiefstem Herzen sehnen, aber sie erzeugen einen unablässigen Drang, auf eine bestimmte Weise zu leben und zu handeln.

Das Ankämpfen gegen psychopathische Tendenzen ist besonders schwer, und Heilungsversuche sind nur von begrenzter Tragweite. Impulsivität und Aggression lassen sich teilweise durch Medikamente beeinflussen, welche die Monoamin-Neurotransmitter-Systeme beeinflussen. Auf Verhaltensprobleme kann man über frühe Interventionen einwirken, die Ernährung und Meditation einbeziehen. Die grundlegenden neuropsychologischen Defizite allerdings, auf denen mangelnde Empathie und fehlende Reue beruhen, bleiben bestehen. Dagegen gibt es kein Zaubermittel.

Die meisten Grundregeln eines angemessenen Sozialverhaltens und alles, was irgendwelche politischen oder religiösen Kontrollfanatiker für »richtig« halten, ignoriere ich nach wie vor. Soziale Strukturen wie die Religion gestatten einem Menschen, sich von soziopathischen Verhaltensweisen reinzuwaschen, sie zu sühnen, Absolution zu finden und neu anzufangen. Früher nannte ich mein problematisches Verhalten »Sünde«. Heute spreche ich von psychopathischen Verhaltensweisen, von denen ich mich nicht lösen kann, für die ich mich aber auch nie wieder schuldig fühlen werde.

Wenn ich ein Schild sehe, das mich darauf hinweist, wo ich für einen Restaurantbesuch oder eine Veranstaltung korrekt parken kann, ignoriere ich solche Regeln weiterhin. Schließlich weiß ich, dass so ein Schild nur dem helfen soll, der es aufgestellt hat, nicht dem Rest der Welt. Ich finde bestimmt einen akzeptablen Platz in Türnähe, denn einerseits bin ich faul und andererseits stolz darauf, damit durchzukommen. Solche kleinen Gesetzesübertretungen sind nicht ernsthaft psychopathisch, zeigen aber, dass ich durchaus ein Schlaumeier – oder (weniger höflich ausgedrückt) ein Arschloch – sein kann.

Die Diagnose Psychopathie ist bis zu einem gewissen Grad gesellschaftsabhängig. Regeln sind normalerweise dazu da, dass andere ruhig schlafen können und sich nicht ärgern müssen. Ja, ich weiß, dass ich bei der Frage »Richtig oder falsch?«, in sozialer Hinsicht ein paar Schrauben locker habe. Das Konzept der Moral habe ich vermutlich nie begriffen. Als zwangsgestörtes Kind und hyperreligiöser Jugendlicher stillte ich mein Bedürfnis nach Ordnung. Was Moral bedeutet, begriff ich damals ebenso wenig, wie ich es heute, fünfzig Jahre später, verstehe. Immerhin ist meine Neugier inzwischen so groß, dass ich moralisches Verhalten ernsthaft ausprobiere.

Damit stehen mir vermutlich mehrere Wege offen. Ich könnte zum Beispiel anfangen, die Menschen, die mir am nächsten stehen, besser zu behandeln. Ich könnte bei Hochzeiten, Beerdigungen und Geburtstagen auftauchen, auch wenn meine Begeisterung lediglich aufgesetzt wäre. Möglicherweise kann das Einüben von gutem, richtigem Verhalten meinen Sinn für das, was mir amüsant erscheint, neu konditionieren. Es dürfte ein bis drei Jahre dauern, bis ich mich daran gewöhnt habe. Aktuell kann ich vermelden, dass es Diane zu gefallen scheint, wenn ich etwas für sie tue oder mit ihr unternehme oder helfe, und diese Reaktion spornt mich richtig an.

Mein verbessertes Verhalten sollte allerdings auch besser früher als später Früchte tragen. Ich habe zu viele Freunde, die sich äußerlich gebessert haben, doch sie wissen (und ich weiß es natürlich auch), dass sie das nicht mehr lange durchhalten. Denn in unserem limbischen System sitzt weiterhin ein kleiner Giftzwerg, der uns zuflüstert, wie langweilig das alles ist und dass die Trauben keineswegs zu hoch hängen. Gewisse Leute mögen in der Lage sein, bestimmte Verhaltensweisen wunschgemäß zu ändern, doch bei Verhaltenszügen wie Empathie oder Sucht, die weitgehend direkt dem Zusammenspiel unserer Gene entspringen, ist dies verdammt schwer. Ich kann mich ebenso ändern wie jeder andere auch, doch genau wie bei anderen kehren zerstörerische Gewohnheiten irgendwann zurück, ob nach einem Jahr oder nach zehn. Selbst psychopathische Serienmörder können ihrer Mordlust manchmal viele Jahre widerstehen, aber irgendwann überwältigt dieser Drang alle anderen Prioritäten. Meine Triebe sind glücklicherweise lange nicht so destruktiv, und wenn es mir tatsächlich wichtig ist, kann ich sie im Zaum halten.

Beispielsweise muss ich mir klar machen, wie weh meine Neckereien und üblen Scherze anderen tun können. Ich bin nicht etwa absichtlich gemein, aber je mehr ich erkenne, wie unglücklich ich andere damit mache, desto klarer wird mir, dass mein Verhalten an Sadismus grenzt.

Meine Mutter sagte vor kurzem zu mir: »Jim, ich kenne dich besser als jeder andere. Ganz tief in deinem Inneren gibt es einen guten, feinfühligen Kern.« Vielleicht meint sie damit den guten Kern aus meiner Kindheit, ehe mein präfrontaler Cortex voll auf Kognitionsmodus umschwenkte und die emotionale Empathie mitsamt einem Großteil des moralischen Empfindens abschaltete. Ich erinnere mich an den Jungen, der die Tüten voller Naschwerk, die wir an Halloween sammelten, um Mitternacht auf der Schwelle karitativer Einrichtungen ablegte. Aber dieser Knabe ist verschwunden oder hat sich in jemand anderen verwandelt.

Manchmal muss ich mir bewusst vor Augen führen, was ich auch als Erwachsener an Gutem oder Nützlichem für andere getan habe. Beispielsweise gehe ich nach wie vor gern auf Fremde zu, und ich versuche, Leuten weiterzuhelfen, die mich unvermittelt kontaktieren, weil sie in Schwierigkeiten stecken. Bis heute bitte ich nicht um Gegenleistungen in Form von Geld oder Dankesworten oder Sonstigem – vielleicht eine Verneigung vor meinem Vater, meinem Onkel und meinem Schwiegervater, die Fremde stets großzügig und anonym bedachten. Ich glaube zwar nicht an wahren Altruismus – alles, was wir tun, ist letztlich etwas selbstsüchtig –, aber ihr Verhalten kam diesem Ideal schon recht nahe.

Außerdem achte ich darauf, welche Verhaltensweisen ich beibehalten sollte. Meine Vorstellungen von Ethik und Moral unterscheiden sich vermutlich etwas von denen der meisten Menschen. Ethik entspricht für mich einem Regelwerk zur Verhaltenskontrolle innerhalb einer Gruppe oder Gesellschaft. Der präfrontale Cortex lernt diese Regeln und gibt sie dann an den ventromedialen und orbitalen Cortex weiter. Moral hingegen ist angeboren. Man braucht einem Kind nicht zu erklären, dass ein Mord falsch ist. Meine Moralvorstellungen sind nicht besonders gut, aber ich habe durchaus Sinn für Ethik. Während meines Masterstudiums – also lange nach meiner extrem katholischen Phase – sah ich beispielsweise einmal die Fragen für eine bevorstehende Abschlussprüfung auf dem Schreibtisch einer Sekretärin herumliegen und meldete mich von der Prüfung mit dem Hinweis ab, ich wüsste die Fragen und wäre somit ungerechtfertigterweise im Vorteil. Davor hatte ich mit Freunden zwar mal Autos geklaut, aber es wurde niemand verletzt, und wir brachten sie wieder zurück. Also war es in unseren Augen mehr wie Ausleihen. Manchmal brachen wir auch zusammen in ein Haus ein und tranken allen Alkohol, den wir dort vorfanden, aber das waren sozusagen Jugendsünden. Ich wusste zumindest, dass es falsch war. Ich glaube, dass ich einen gewissen Sinn für Ethik und Moral habe, auch wenn andere das anders sehen mögen.

Es gibt noch immer diverse unbeackerte Themenbereiche in meinem Leben, vor allem in meinen Beziehungen. Endgültig klar wurde mir das, als ich an diesem Buch im Frühling 2013 die letzten Änderungen vornahm und brandaktuelle Ergebnisse aus der Genforschung zu möglichen Verbindungen zwischen Stimmung, Übergewicht, Schlaf, Panik, Angst und Psychopathie einarbeiten wollte. Nachdem ich Diane per E-Mail einen kurzen Überblick über das neue Material geschickt hatte, erhielt ich noch am gleichen Abend ihre Antwort: »Ich weiß nicht, wie du behaupten kannst, du hättest keine Ahnung, warum dein Gewicht so schwankt. Es schwankt, weil du dich nicht bewegst – und nicht schläfst… Das willst du nicht, und das ist eben so. Du brauchst dich nicht dafür zu entschuldigen. Du willst nun einmal so leben, Punktum. Ich glaube, es wäre ehrlicher gegenüber dir selbst (und allen anderen), wenn du einfach sagst: ›Ich hasse körperliche Anstrengung in jeder Form, und ich bin lieber dick, als Sport zu treiben.‹«

Diese Reaktion ärgerte mich. Nach allem, was ich ihr über Genetik, Physiologie und Medizin erklärt hatte, war ich enttäuscht, dass sie die biologischen Erklärungen für meine diversen unangenehmen Verhaltensweisen nicht akzeptierte. Dann hielt ich inne und merkte, dass mein Ärger zeigte, dass ich gewisse Dinge noch immer nicht kapierte. Sie wollte absolut offen und ehrlich sein und forderte mich ohne Umschweife auf, meine Blindheit zu überwinden.

Da ich seit meiner frühen Kindheit starkes Asthma habe, ist Sport für mich stets mit Luftnot verbunden gewesen. Erst als ich erwachsen wurde, bekam ich Asthmamedikamente und konnte damit sowohl die Anfälle als auch die Angst davor beeinflussen. Ebenso bekam ich mit der Zeit meine Panikattacken in den Griff. Also gab es keine echte Ausrede mehr, mich nicht zu bewegen. Diane hatte Recht. Ich bin kein Kind mehr, aber ich benehme mich immer noch kindisch. Andererseits bin ich nach wie vor ein Sporthasser. Trotzdem werde ich mich bemühen, nach Fertigstellung dieses Buches wieder mehrmals pro Woche Schwimmen zu gehen und auch Spaziergänge zu machen. Das ist das Mindeste, was ich für sie, für unsere Kinder und Enkel und für mich tun kann.

# 10 Warum gibt es Psychopathen?

Brauchen wir Psychopathen? Das könnte eine Leitfrage sein. Brauchen wir Heilige, Rockstars oder Leute, die nichts Böses tun, aber auch nichts Gutes? Solche Fragen können schnell in ein albernes Gesellschaftsspiel ausarten, doch es kann sich durchaus lohnen, ernsthaft darüber nachzudenken. Wissenschaftler drücken ihre Überlegungen nicht so aus. Sie fragen auch nicht, ob und warum die Evolution bestimmte Arten erschafft und formt. Der gesunde Menschenverstand fragt sich vielleicht, warum die Evolution überhaupt existiert, warum bestimmte Arten erschaffen wurden, aber damit zäumt man das Pferd von hinten auf – das ist magisches Denken oder religiöses Gedankengut, das mitunter sinnvoll sein mag, in der Wissenschaft aber keinen Platz hat.

Anstatt nach dem Zweck bestimmter Verhaltensweisen im Rahmen eines universellen Masterplans zu fragen, lautet der wissenschaftliche Ansatz: Welche Bedingungen waren vorhanden, die die Entstehung bestimmter Realitäten gestatteten, unter denen bestimmte Gene im Zusammenhang mit bestimmten Wesenszügen überlebten und von Vorteil waren? Anders ausgedrückt: Welchen Überlebensvorteil bieten diese Merkmale und die ihnen zugrundeliegenden Gene?

Psychopathen gibt es in allen menschlichen Gesellschaften. Kulturübergreifend sind etwa zwei Prozent der Bevölkerung psychopathisch. Das deutet darauf hin, dass die Psychopathie oder zumindest die Wesensmerkmale und die hiermit verbundenen Allele von Psychopathen für die Menschheit gewissermaßen »erwünscht« sind – ansonsten hätte die Evolution sie längst ausgemerzt oder ihre Anzahl zumindest schon vor Ewigkeiten reduziert. Da meiner Dreibein-Hocker-Theorie zufolge auch frühkindliche Hirnschäden und Misshandlungen bei der Entstehung eine Rolle spielen, könnte man natürlich auch die Hypothese aufstellen, dass Psychopathie nur das tragische Ergebnis solcher negativer Umwelteinflüsse ist. Aber derartige Dinge gab es während der gesamten Evolution. Eltern haben immer wieder ihre Kinder geschlagen oder vernachlässigt, und die Gene, die zur Psychopathie beitragen, konnten unter diesen Bedingungen der realen Welt überdauern.

Vielleicht sind echte Psychopathen mit mindestens 30 Punkten auf der Hare-Checkliste nur ein statistischer Ausreißer, ein zufälliges Ergebnis des genetischen Würfelspiels, bei dem beim Einzelnen zu viele solcher eigentlich durchaus hilfreichen Gene zusammenkommen. Andererseits sind zwei Prozent eine ganze Menge Menschen, und ihre Anzahl ist unabhängig von der Abstammung konstant, selbst wenn bestimmte Gene wie das Kriegergen unterschiedlich häufig vorkommen. Wir sollten daher überlegen, welche psychopathischen Merkmale aus Sicht der Evolution individuell von Vorteil oder zumindest tolerierbar sein könnten.

Einige Anhänger des Behaviorismus haben in den letzten Jahren nachdrücklich die These vertreten, dass das zwischenmenschliche Verhalten von Natur aus von Frieden, Harmonie, Altruismus und Hilfsbereitschaft geprägt ist. Es ist wahr, dass manche Menschen uns wie Heilige erscheinen, doch insgesamt ist die Menschheitsgeschichte doch eher von Verbrechen, Grausamkeit, Gier und Krieg geprägt. Andere Neurowissenschaftler gehen daher davon aus, dass der Mensch im Grunde selbstsüchtig, gierig und gewalttätig ist, auch wenn er sich nach außen hin noch so liebenswürdig, mildtätig und friedlich gibt. Viele von uns tragen Masken, damit sie unbehelligt durchs Leben kommen, damit man sie mag, akzeptiert und liebt. Von der Gesellschaft ausgeschlossen zu sein, ist für kaum jemanden erstrebenswert. Wer dazu gehört, kann sich auf Kosten anderer bereichern, bekommt den gewünschten Sex und unterstützt letztlich die eigenen Gene. Wer keine guten Absichten hegt, erhält das Ersehnte leichter, wenn er seine Wünsche verbirgt, als wenn man ihn aus der Gesellschaft und damit aus dem Genpool verbannt.

Die meisten Menschen, die ein Gewissen haben, können ihre Gedanken und Gefühle schlecht verbergen. Deshalb gibt es so viele schlechte Pokerspieler. Psychopathen sind Meister im Verschleiern ihrer wahren Beweggründe. Die Fähigkeit, einem glatt ins Gesicht zu lügen, zählt zu ihren ebenso entwaffnenden wie schädlichen Eigenschaften.

Da Psychopathen anders empfinden als normale Menschen, verraten sie sich nicht auf dieselbe Weise. Ihre Fähigkeit zur kalten Kognition ist so viel stärker als ihr Talent für die heiße, emotionale Kognition, dass ein funktionierender (»erfolgreicher«) Psychopath ohne die geringsten Schuldgefühle und ohne jede Reue phantastische Lügengebäude zusammenfabulieren kann. Manche Psychopathen reagieren emotional, was sich über Pulsschlag und Hautwiderstand messen lässt. Diese Männer (es sind meistens Männer) sind schneller zu entlarven. Und natürlich gibt es auch Psychopathen, die bei Stress oder Angst eher impulsiv handeln, zum Beispiel, wenn sie bei einem Verrat ertappt werden. Auch diese Leute sind etwas weniger gefährlich, weil man sie leichter erkennt.

Psychopathen profitieren von ihrem Mangel an Angst auch auf andere Weise. Unser wichtigstes Stresshormon, Kortisol, löst als Steroid diverse körperliche Reaktionen aus. So mobilisiert es den Zucker-, Fett- und Proteinstoffwechsel und hemmt gleichzeitig das Immunsystem, sodass bei anhaltendem Stress die Krankheitsabwehr leidet. Wer von Natur aus stressresistent ist – wie ein Psychopath –, ist vor vielen Krankheiten besser geschützt, weil sein Immunsystem immer voll auf der Höhe ist.

Rein theoretisch könnte ein Psychopath also ein gutes, gesundes und langes Leben führen, in dem er durch Manipulation alles bekommt, was er will, ohne dass man es ihm krumm nimmt. Sehr verlockend!

Zumal sogar entlarvte Psychopathen keine Schwierigkeiten bei der Partnersuche haben. Auf frisch entlassene Mörder warten immer Frauen vor der Gefängnistür. Psychopathen können ihre Partnerinnen häufig hervorragend mit Zuneigung überschütten. Viele Menschen sehnen sich nach der bedingungslosen Liebe und Hingabe, die ein Psychopath vortäuschen kann, während ein normaler Mensch irgendwann vielleicht sagen würde: »Hör mal, Schatz, dieser ganze Unsinn wird mir jetzt echt zu viel!« Für Frauen kann derartige Aufmerksamkeit wie eine Droge sein, und sie nehmen dafür ein gewisses Maß an Schmerz in Kauf.

Familienmitglieder – besonders Mütter und Ehefrauen – tolerieren Psychopathen, weil sie nach einem Funken Empathie Ausschau halten und glauben, den Menschen noch ändern zu können. Wobei die Person sich niemals ändert. Das ist, als wenn ein Mann eine Frau heiratet, die er bei einer Orgie kennengelernt hat, und zwei Jahre später aus allen Wolken fällt, weil sie mit einem anderen schläft. Vor solchem Selbstbetrug sind auch intelligente Menschen nicht gefeit. Jeder möchte sich einreden, dass er Verhalten und Schicksal eines anderen steuern kann: »Ich habe eine besondere Beziehung zu ihm. Ich erkenne das Gute in ihm. Ich weiß, dass er ein guter Junge ist.« Psychopathen wissen, wie sie erreichen können, dass andere Leute sie so sehen. Sie können ihr Gegenüber einwickeln, bis es am Haken zappelt, und in manchen Fällen setzen dann die Schläge und Demütigungen ein – gefolgt von den Worten: »Ich liebe dich.« Das Familienmitglied sagt dann: »Er kann nicht anders. Ich weiß, dass in ihm ein wildes Tier sitzt, aber ich komme damit klar.« Und deshalb wird der Psychopath von Frau und Mutter geschützt. Brüder oder andere Angehörige wiederum haben oft einen großen Sinn für Loyalität gegenüber anderen aus der Familie. Daher stehen die Verwandten dem Psychopathen immer wieder bei, wenn er sich Feinde macht.

Wie jedoch sollten wir uns in Gegenwart eines Menschen verhalten, der nachweislich ein Psychopath ist? In erster Linie sollte man sich keine Blöße geben. Bei einer kurzen Begegnung lässt man sich am besten auf nichts ein, sondern geht lächelnd weiter. Auf jeder Party mit hundert Gästen ist mit einem Psychopathen zu rechnen, der nach Schwächen Ausschau hält. Bei längerem Kontakt sollte man den Psychopathen genau im Blick behalten und ungewöhnliche Verhaltensweisen registrieren. Im Büro oder im Freundeskreis ist ein Psychopath stets auf der Suche nach Bündnispartnern. Er spürt vielleicht, dass wir nicht verwundbar sind, nutzt Informationen über uns jedoch aus, um bei anderen an Einfluss zu gewinnen. Für ihn ist das wie Schach. Er spielt mit der ganzen Gruppe, immer auf der Suche nach ein bis zwei verwundbaren Personen, die er benutzen kann, um das zu erlangen, wonach er giert, ob Sex, Geld oder Macht. Dazu beobachtet er die zwischenmenschlichen Beziehungen der Zielperson und wappnet sich für den Umgang mit einer argwöhnischen Schwester oder Chefin. Diese Menschen versucht er zu umgarnen und einzulullen, indem er sich harmlos und nett gibt. Hinzu kommen diverse Nebendarsteller in zweiter und dritter Reihe, die alle ein wenig benutzt werden. Wie schützt man sich vor so etwas? Sagen Sie diesen Menschen, dass der Betreffende sie vermutlich austricksen will. Aber seien Sie dabei vorsichtig. Hängen Sie die Sache nicht an die große Glocke, sonst rächt sich der Psychopath. Und Sie wissen nie, worauf er dafür verfällt.

Der Einzelne kann von psychopathischen Verhaltensweisen also durchaus profitieren. Doch was ist mit der Gesellschaft? Haben Psychopathen dem Rest der Welt auch etwas zu bieten?

Nun, sie können starke Führungspersönlichkeiten sein. Laut einer Studie der Universität Caltech treffen Menschen mit dem Kriegergen in riskanten Situationen bessere finanzielle Entscheidungen. Viele Menschen erstarren in stressigen Situationen, doch echte Anführer ergreifen die Chance – genau wie Psychopathen. Wenn sie die nötige Macht haben, expandieren sie in unsicheren Zeiten in neue Märkte, setzen das Militär in Marsch oder führen ihren Stamm über den nächsten Berg. Was der Gruppe, für die sie verantwortlich sind, helfen kann oder auch nicht. Insgesamt profitiert eine Zivilisation davon, wenn bestimmte Gruppen Risiken eingehen, weil manche Erfolg haben und die Zivilisation voranbringen können, genau wie die biologische Evolution von Mutationen profitiert, auch wenn viele davon tödlich sind.

Wir brauchen auch den einen oder anderen Narzissten, denn die nötige Energie, um andere anzuführen, bringt nur jemand auf, der voll von sich überzeugt ist. Wer wäre ernsthaft bereit, als Präsident oder Vorstandsvorsitzender herzuhalten, wenn er sich darüber im Klaren wäre, was alles dazu gehört? Man braucht schon eine gehörige Portion Egomanie und Redegewandtheit, um derartige Aufgaben anzustreben und dann auch noch gut ausfüllen zu können.

Robert Hare, der Entwickler der Psychopathie-Checkliste, erkennt den psychopathischen Hintergrund im Finanzgeschäft, bei den Banken und im Investmentbereich, zum Beispiel bei Menschen wie Bernard Madoff. (Eine gut belegte Studie zum Nachweis eines erhöhten Psychopathieanteils im Geschäftsleben steht noch aus, doch seine Hypothese ist nachvollziehbar.) Man könnte dagegenhalten, dass solche Betrugsmaschen nur deshalb ziehen, weil die Leute nun einmal gern auf das schnelle Geld setzen. Der Mehrheit fehlt die dazu nötige Kombination aus Wissen und Risikobereitschaft, weshalb sie sich darauf verlassen, dass Söldner wie Madoff und andere Finanzhaie für sie die Kastanien aus dem Feuer holen. Wer unser Geld optimal mehren kann, hat oft leicht psychopathische Züge, denn er ist nicht auf der Welt, um sie zu retten. Natürlich kann es problematisch sein, sich auf derartige Experten zu verlassen. Manche fliegen auf – so wie Madoff –, oder es stellt sich später heraus, dass sie auf unsere Kosten profitiert haben. Andererseits hat heiße Ware auf viele von uns eine magische Wirkung. Wir bewundern die herzlosen, kühlen Vorstände ebenso wie die harten Kerle, die für uns Geld scheffeln und uns beschützen.

Man könnte natürlich einwenden, dass jeder einen Hang zum Diebstahl in sich trägt. Deshalb bedienen wir uns gerne eines schlauen, gewissenlosen Psychopathen, um zu bekommen, wonach wir uns sehnen. Hätte man mitunter nicht doch ganz gern seine eigene Mafia, um für Gerechtigkeit zu sorgen? Haben Sie noch nie Rachegedanken gehegt oder ein falsches Spiel getrieben, um weiterzukommen? Die Vorstände und Aufsichtsräte aus der Riege der Fortune 500, die ich kenne, sind ganz und gar keine Psychopathen. Es sind Familienväter, die gut auf ihre Belegschaft achten. Andererseits habe ich mit verschiedenen Geschäftsführern kleinerer Unternehmen zusammengearbeitet, die sich als Psychopathen entpuppten – vielleicht kommt man in einem überschaubaren Umfeld leichter mit solchen Verhaltensweisen davon als in einer Aktiengesellschaft. Ich kenne einen Finanzberater, der bei der Arbeit ebenso erfolgreich wie gnadenlos war. Allerdings ging er im wahrsten Sinn des Wortes über Leichen. Er prahlte sogar damit, bei dem Versuch, einem anderen Mann die Freundin auszuspannen, eine Situation erzeugt zu haben, die diesen in den Selbstmord trieb. Es ist schwer, für derartige Menschen auch nur einen Hauch Zuneigung oder Bewunderung zu empfinden.

Kent Kiehl ist ein bekannter Experte für Psychopathie, insbesondere für die Gehirne straffälliger Psychopathen. Seiner Schätzung zufolge beläuft sich der Schaden durch psychopathische Kriminalität allein in Amerika auf 460 Milliarden US-Dollar pro Jahr. Diese Summe ist höher als die Kosten, die durch Depressionen entstehen. Sie umfasst Strafverfolgung, Gefängnisaufenthalte und Schadensersatzzahlungen – wenn man die Kosten nicht-gewalttätiger Psychopathie hinzurechnen könnte, wäre die Höhe vermutlich schwindelerregend. Bietet die Psychopathie jedoch auch gewisse Vorteile, die Geld sparen können? Man könnte beispielsweise anführen, dass Selbstjustiz zugleich Einsparungen in Milliardenhöhe bringt, weil Psychopathen bestraft werden, ohne dass der Gesellschaft dadurch besondere Kosten erwachsen. Morden die Mafia und andere Banden nicht vornehmlich untereinander? Ein psychopathischer Bandenchef kann die Gewalt auf gezielte, saubere Aktionen begrenzen, ohne gleich alles in die Luft zu jagen. Schließlich wollen Psychopathen nicht erwischt werden. Sie wollen keine Einmischung in ihr Geschäft, und sie wollen sich nicht der Rache anderer aussetzen, denen sie vielleicht Unrecht getan haben. Dieses Argument ist schwer zu schlucken, doch wenn wir rein ökonomisch argumentieren, sollte man akzeptieren, dass Psychopathen an einem Ende ihres Verhaltensspektrums vielleicht tatsächlich gesellschaftliche Mittel einsparen (die sie allerdings gleichzeitig am anderen Ende vernichten).

Psychopathen sind auch starke Krieger. Menschen ziehen mit Begeisterung in den Krieg oder halten diesen zumindest für notwendig. Seit Anbeginn unserer Spezies töten wir einander im Namen des Überlebens. Es ist sinnlos, diesen Instinkt abzustreiten, ganz gleich, was wir vom Krieg an sich halten. Nicht jeder, der einen Krieg bejaht, ist zwangsläufig ein Psychopath. Aus Selbsterhaltungstrieb brechen Menschen notfalls auch Gesetze oder töten.

Gemessen an der Pro-Kopf-Tötungsrate im Kampf ist der Mensch von heute weit weniger gewalttätig als seine Vorfahren. Hominide Vertreter des Australopithecus vor drei bis vier Millionen Jahren scheinen perfekte Krieger und Mörder gewesen zu sein, und im Laufe der Zeit ging die Rate der Verstümmelungen und Tötungen durch den Menschen immer mehr zurück. Aktuell, zu Beginn des 21. Jahrhunderts, werden weniger Menschen getötet als je zuvor. Ein Teil dieser »Einsparung« könnte auf der Entwicklung moderner Waffentechnik beruhen, denn die Menschheit ist von der Keule zum Speer, dann zur Artillerie und Interkontinentalrakete und mittlerweile zur Drohne übergegangen. Dank der unpersönlichen, vernichtenden Fernwaffen wuchs die Notwendigkeit, effektivere Bündnisse zu schmieden, um den Krieg auf Abstand zu halten. Ansonsten könnte der totale Krieg katastrophal ausfallen. Gegenüber meinen erschütterten Freunden erwähne ich gelegentlich (wenn ich daran denke), dass diejenigen Militärs, die ich persönlich kenne, sich am deutlichsten gegen Krieg aussprechen, weil sie den wahren Preis der Schlacht kennen. (Ein paar genießen natürlich die Herausforderung, so wie der eine oder andere Preisboxer oder Straßenkämpfer eben einfach gerne kämpft, eine in meiner Sippe erstaunlich verbreitete Vorliebe.)

Am erfolgreichsten schlagen sich offenbar Krieger oder Kämpfer, die emotional über den Dingen stehen. In der Schlacht versuchen Soldaten, ihre Gegner gezielt auszuschalten, ohne zu zögern, aber auch ohne sich über ihren Erfolg zu freuen. Ein Soldat muss das aktuelle Ziel bestimmen und vorurteilsfrei (und gefühllos) angreifen können. Unter normalen Umständen würde man ein solches Vorgehen als psychopathisch einstufen, aber wenn im Krieg fünfzig Millisekunden zwischen Leben und Tod entscheiden, ist es (über-)lebensnotwendig.

Zudem haben Psychopathen nach ihrer Heimkehr bessere Chancen, die Schlacht hinter sich zu lassen, und leiden seltener unter posttraumatischen Belastungsstörungen (PTSD). Als Spezialist für Wahrnehmung und Krieg berate ich auch militärische Expertenkommissionen und suche mit Kollegen nach Möglichkeiten, Soldaten maximal effektiv zu machen und zugleich das Risiko einer posttraumatischen Belastungsstörung oder eines Suizid zu senken. Wer Emotionen nicht so stark empfindet, ist für derartige Traumata vermutlich weniger anfällig.

Dummerweise sind Psychopathen jedoch keine idealen Kriegsteilnehmer, weil Soldaten auch teamfähig sein müssen. Sie sollen sich ihrer Einheit verbunden fühlen und nicht nur gegen den Feind, sondern auch *für* die eigenen Leute kämpfen.

Colonel Jack Pryor war ein erfahrener Offizier und normaler Familienvater, der mir erklärte, dass er seinen Kampfinstinkt von Natur aus an- und abschalten kann. Seine letzte Schlacht in Vietnam war ein Massaker. Nach diesem Selbstmordeinsatz wurden er und ein Kamerad mit dem Hubschrauber herausgeholt und nach Da Nang geflogen, ehe sie nach San Francisco zurückkehren durften. Im Flieger bekam er etwas zu essen, blickte nach unten und stellte fest, dass noch Gehirn und Blut an ihm klebten. So jemand kann andere töten und anschließend einen Burger essen, ohne ein Psychopath zu sein.

Findet man derart wirksame Emotionsschalter auch bei anderen Menschen als Royce Gracie oder Jack? Kann man sie zur Rekrutierung und Ausbildung von Kriegsteilnehmern einsetzen? Ja, das könnte man. Allerdings müsste man zuvor einige hundert Millionen Dollar in jahrelange Forschung investieren. Eine denkbare Technologie für das gezielte Umlegen des Schalters wäre die transkranielle Magnetstimulation (TMS). Mittels einer individuell abgestimmten elektromagnetischen Spule im Helm ließe sich die Emotionalität möglicherweise wie mit einem Schalter beeinflussen. Aus: Sozialmodus. An: Killermodus.

Frauen behaupten oft, von schweren Jungs ginge eine besondere Anziehungskraft aus. Dummerweise ist das, was ein junges Mädchen anfangs sexuell attraktiv findet, später genau der Grund, weshalb die Frau die Scheidung einreicht. Manch einer wünscht sich von Zeit zu Zeit vielleicht seinen ganz persönlichen »Beschützer«, der immer zur Stelle ist. In dieser Hinsicht verlangen wir geradezu nach Psychopathen, so absurd dies auch klingen mag. Andere sind scharf auf die Aufregung und das Leben auf Messers Schneide, das ein Psychopath zu bieten hat. Der beinahe liebenswerte Psychopath nimmt im Film mitunter schon den Status des romantischen Helden ein – ob Robert de Niro in *Reine Nervensache,* Joe Pesci in *Goodfellas* oder Heath Ledger in *The Dark Knight.* Vielleicht hilft uns die Fähigkeit, in der überschaubaren zweidimensionalen Welt des Films mit diesen Figuren zu zittern und sie lieb zu gewinnen, über den wahren Schrecken dahinter hinweg.

Und mitunter wünschen wir uns auch im wahren Leben einen Hauch dieser Rücksichtslosigkeit. In jedem Menschen existiert ein köstlich bösartiger Anteil, der nur zu gern mal einen Tag ein Tiger wäre. Die alte Jungfer, die ihr Leben lang brav war, träumt vielleicht von der einen hemmungslosen Romanze, die ihr das Gefühl geben würde, ihr Leben voll gelebt zu haben. Menschen wollen aus dem sicheren Alltag ausbrechen, einfach um sagen zu können, dass sie es gewagt haben – ob sie nun einen Berg besteigen oder die Angst vor dem Schwimmen im offenen Meer besiegen. Sie wollen spüren, dass sie es schaffen, und wenn ihnen das gelingt, fühlen sie sich wie ein Löwe oder ein Tiger, unbezähmbar, unabhängig und mutig. In solchen Fällen ist es sehr praktisch, einen Psychopathen zur Hand zu haben, der andere anstachelt, solche Träume zu verwirklichen. Normalerweise umgibt man sich eher mit Menschen mit ähnlichem Sicherheitsbedürfnis. Eine Gruppe Bergsteiger kann sehr bewusst auf die Sicherheit aller Beteiligten bedacht sein. Ein psychopathischer Freund hingegen sorgt dafür, dass man in alle erdenklichen Schwierigkeiten gerät, und deckt einen, wenn man erwischt wird. Ich zumindest tue das.

Dass ich andere schon häufig in Gefahr gebracht habe, nur weil es mir einen Kick versetzte, sagte ich bereits. Dennoch möchte ich niemanden töten oder auch nur verletzen. Ich habe auch keinen Hang zum Stehlen und Lügen. So etwas machen nur Kleingeister. Wer zu solchen Mitteln greifen muss, ist als Psychopath ein Versager. Gewalt ist barbarisch und verdirbt einem den Spaß. Meine Bedenken sind eher praktischer als moralischer Natur. Ich frage mich, wie mein Vorhaben am spannendsten wäre. Ich bin nicht unbedingt knallhart, aber wenn einer zu mir sagt: »Hey, Jim, ich will nach Mexiko fahren, Kojoten jagen und dies und das und jenes machen«, dann arrangiere ich das.

Deshalb bitten meine Freunde und Kollegen mich, sie mal in eine Spelunke mitzunehmen. Selbst der liebenswürdigste fünfzigjährige Preisträger der National Academy of Sciences wünscht sich von Zeit zu Zeit einen Abend außer der Reihe. Wenn ich sie dazu bringe, auf dem Tisch zu tanzen, ist ihnen das hinterher zwar peinlich, aber normalerweise sind sie froh, dass sie es gewagt haben.

Zum Rahmen der genetischen Variabilität des Menschen, der extremen Bandbreite unseres Genoms und Transkriptoms, gehört unweigerlich die Entstehung von Menschen, die am äußersten Ende der genetischen Vielfalt und des Verhaltensspektrums liegen. Solche Menschen können erhebliche persönliche Schwächen aufweisen, beispielsweise Krankheitsanfälligkeit, zugleich aber über hervorragende intellektuelle Fähigkeiten verfügen. Stärken und Schwächen können beim Menschen auf unzählige Weise Ausdruck finden. Das kann dem Einzelnen helfen oder schaden, aber auch zur Gruppe beitragen. In einer diversifizierten Gruppe steigen die Chancen, dass wenigstens einige eine tückische Seuche, Klimaveränderungen oder einen furchtbaren Krieg überleben. In dieser Randgruppe sind auch Psychopathen, die in Friedenszeiten die Raubtiere und parasitären Opportunisten der Gesellschaft darstellen, unter Lebensgefahr hingegen als Retter auftreten und sich fortpflanzen können – selbst wenn ihre Merkmale damit bis ans Ende unserer Tage im Genpool der Menschheit erhalten bleiben.

Bin ich nun ein Psychopath? Die kategorische Antwort lautet: Nein.

Eine bessere Antwort wäre, mich als prosozialen Psychopathen zu bezeichnen. Ich habe viele Merkmale der Hare-Skala, ob beim zwischenmenschlichen Verhalten (oberflächlich, grandios, hinterlistig), bei den affektiven Zügen (Mangel an Reue und Empathie) oder beim Handeln (impulsiv und verantwortungslos). Was fehlt, sind die antisozialen Merkmale: Ich kann mich beherrschen und bin nicht vorbestraft. Anders als in Hares Beschreibungen nutze ich mein Talent, andere einzuwickeln und zu manipulieren, sowie meine Genusssucht zum Guten oder zumindest nicht zum Bösen. Ich habe Spaß, tue Gutes, und wenn dabei mal etwas Schlechtes herauskommt, ist das purer Zufall.

Die beste Antwort auf die Frage wäre allerdings vermutlich, dass ich Glück hatte. Ich stamme glücklicherweise aus einer funktionierenden Familie mit einem liebevollen, gutmütigen Vater und einer klugen Mutter, welche die inneren Kämpfe ihres Sohnes früh erkannte und ihn mit sanftem Nachdruck führte. Sie hatte ein Auge auf mich, als ich mich außerhalb der Familie in ein Milieu vorwagte, in dem sich gefährliche Halbstarke tummelten. Dass ich weder Gewalt noch Missbrauch erlebte und von meinen Eltern und der Familie stets unterstützt und geliebt wurde, hat mich vermutlich gerettet. 2013 fragte meine Mutter gegen Ende des Winters: »Um Himmels willen, wie lange kann es dauern, seine Autobiografie zu schreiben?« Um ihr Verhör abzukürzen, antwortete ich: »Ich schreibe nicht meine Autobiografie, Mama, sondern deine.« Das verstand sie sofort. Ja, es geht um mein Leben, aber wer ich bin, hat viel damit zu tun, wie sie mich erzogen und behandelt hat. Meine Geschichte handelt ebenso sehr von Mutterschaft und Vaterschaft, Elternschaft und Kindererziehung wie von mir.

Deshalb vermute ich, dass mein »Glück« letztlich gar keine Glückssache war. Es war eine zweckdienliche, nährende Umgebung, die sich in nahezu jeder Familie oder Nachbarschaft erzeugen ließe, selbst dort, wo scheinbar ein idealer Nährboden für schwache Leistungen, Aufbegehren und Kriminalität herrscht. Was ich im Laufe dieser geglückten Pilgerfahrt lernte, die erst so spät im Leben begann, hätte ich fünf Jahre früher nicht für möglich gehalten: Ein gutes Elternhaus kann selbst das mieseste Blatt wenden, das die Natur einem Kind mitgegeben hat. Verhaltensforschung, Genetik, Epigenetik, Psychiatrie und soziale Normen liefern gute Gründe, für ein geordnetes Umfeld zu sorgen und empfindlichen Kindern eine Extraportion Liebe zukommen zu lassen. Das Kind wird dadurch bestimmt nicht perfekt. Ich bin keineswegs ein Engel, wie jeder weiß, der in der Lektüre bis hier gekommen ist. Aber es hätte weitaus schlimmer kommen können.

Ich glaube nicht, dass wir versuchen sollten, die Verhaltensweisen und Gene, die mit Psychopathie einhergehen, auszumerzen. Wichtig ist vielmehr, dass wir die Menschen mit diesen Merkmalen frühzeitig erkennen und dafür sorgen, dass sie nicht unter Druck geraten. Bei guter Behandlung können auch Personen mit geringer Empathie und hohem Aggressionspotenzial eine Bereicherung sein. Natürlich ist der Umgang mit ihnen für Familie und Freunde nicht immer einfach. Das weiß ich nur zu gut. Aber insgesamt betrachtet tun sie der Gesellschaft gut. Mag sein, dass sich hier mein persönlicher Narzissmus zu Wort meldet, aber ich glaube, dass das psychopathische Spektrum durchaus etwas für sich hat. Menschen, die auf der Hare-Skala eine Punktzahl von 25 oder gar 30 erreichen, sind zweifellos gefährlich, aber von den 20ern können wir eine ganze Menge gebrauchen – Menschen, die so unverfroren und unbekümmert sind, dass sie die Menschheit am Leben erhalten und ihre Anpassungsfähigkeit sicherstellen.

Menschen wie mich.

# Danksagung

Den folgenden Menschen möchte ich danken:

Miriam Goderich, die meine wütenden Tiraden über die unverständlichen bis bizarren Geschichten ertragen hat, die ich unbedingt in die erste (und zweite) Fassung einflechten wollte.

Tom Stephenson, einem wahren Mann, der so klug formulieren kann.

Matt Hutson, der die Schwächen der letzten Fassung so geschickt geglättet hat.

Meinem Verleger, Adrian Zackheim, der auf die Idee kam, dass mein weitschweifiges Gerede kluge Leser interessieren könnte.

Meiner Lektorin, Brooke Carey, die ihr Leben lang absolut rationale Wesen redigiert hat, bis sie sich nun doch in die Catskills zurückgezogen hat, um dort Käse herzustellen.

Meiner PR-Agentin, Margot Stamas, die keine Ahnung hatte, worauf sie sich einließ, aber immer eisern über mich wachte.

Katie Coe, der Redaktionsassistentin, der es lieber gewesen wäre, wenn ich damals nicht meine MRT-Aufnahme ganz unten im Stapel entdeckt hätte.

Jane Dystel, meiner Literaturagentin, die von dem Psychopathen begeistert war, ansonsten aber klugerweise auf Abstand blieb.

Meinem Freund Lawrence Lorenzi, weil er mir sein Haus in Lake Arrowhead in Kalifornien zur Verfügung stellte.

Gastone Macciardi, dem Vater meines Genetikgurus, Fabio Macciardi, in dessen Domizil auf dem Zauberberg über dem Lago d'Orta ich mich zum Schreiben zurückziehen durfte.

Meinen Kindern Shannon (Shann), Tara (Taz) und James (nein, nicht Jim!), weil sie mich mehr lieben, als ich für menschenmöglich hielt.

Meinen Enkelkindern Fallon, James, Cooper, Jackson und Chloe, weil sie akzeptierten, dass meine Bürotür während ihrer Besuche häufig geschlossen blieb.

Ich danke meinen Brüdern: Jack, der mir den Weg zeigte; Pete, der seine unerschöpfliche Energie beisteuerte; Tom, der den interessantesten Weg einschlug; und Mark, der so gut und ausgeglichen ist und zugleich der beste Tänzer.
Außerdem danke ich meiner lieben Schwester Carol, dem Engel, der mir fast alle erdenklichen Dinge verziehen hat, von denen ich keine Ahnung hatte.

Meinen Cousins Dave Bohrer und Arnie Fallon danke ich, dass sie in den letzten 35 Jahren eine interessante und wichtige Einzelheit aus unserer Ahnenreihe nach der anderen ausgruben.

Meinem Freund – du weißt, wer du bist.

Meinen unangepassten, wunderbaren Onkeln und Tanten, die mich immer unterstützten und jeden Spaß mitmachten, ganz besonders Florence Scoma Irwin, meiner lieben Tante Flo, die mir den rechten Pfad zeigte und mich davor bewahrte, in der Gosse zu landen, indem sie mich vom Küchenabfluss fern hielt.

Und Diane, meiner großen, ewigen Liebe.

# Literaturhinweise

*Englischsprachige Literatur*

Aharoni, Eyal, Chadd Funk, Walter Sinnott-Armstrong, and Michael Gazzaniga. »Can neurological evidence help courts assess criminal responsibility? Lessons from law and neuroscience.« *Annals of the New York Academy of Sciences* 1124, no. 1 (2008): 145–60.

Alicke, Mark D., and Olesya Govorun. »The better-than-average effect,« in *The Self in Social Judgment*, ed. Mark D. Alicke et al. New York: Psychology Press, 2005, 85.

Babiak, Paul, and Robert D. Hare. *Snakes in Suits: When Psychopaths Go to Work*. New York: HarperBusiness, 2006.

Beaver, Kevin M., Matt DeLisi, Michael G. Vaughn, and J. C. Barnes. »Monoamine oxidase. A genotype is associated with gang membership and weapon use.« *Comprehensive Psychiatry* 51, no. 2 (2010): 130–134.

Brunner, Han G., M. Nelen, X. O. Breakefield, H. H. Ropers, and B. A. Van Oost. »Abnormal behavior associated with a point mutation in the structural gene for monoamine oxidase A.« *Science* 262, no. 5133 (1993): 578–580.

Buckholtz, Joshua W., Michael T. Treadway, Ronald L. Cowan, Neil D. Woodward, Stephen D. Benning, Rui Li, M. Sib Ansari, et al. »Mesolimbic dopamine reward system hypersensitivity in individuals with psychopathic traits.« *Nature Neuroscience* 13, no. 4 (2010): 419–421.

Carr, Laurie, Marco Iacoboni, Marie-Charlotte Dubeau, John C. in humans: A relay from neural systems for imitation to limbic areas.« *Proceedings of the National Academy of Sciences* 100, no. 9 (2003): 5497–5502.

Caspi, Avshalom, Joseph McClay, Terrie E. Moffitt, Jonathan Mill, Judy Martin, Ian W. Craig, Alan Taylor, and Richie Poulton. »Role of genotype in the cycle of violence in maltreated children.« *Science* 297, no. 5582 (2002): 851–854.

Chakrabarti, Bhismadev, and Simon Baron-Cohen. »Genes related to autistic traits and empathy.« *From DNA to Social Cognition* (2011): 19–36.

Craddock, Nick, and Liz Forty. »Genetics of affective (mood) disorders.« *European Journal of Human Genetics* 14, no. 6 (2006): 660–668.

Craig, Ian W., and Kelly E. Halton. »Genetics of human aggressive behaviour.« *Human Genetics* 126, no. 1 (2009): 101–113.

Decety, Jean, Kalina J. Michalska, and Katherine D. Kinzler. »The contribution of emotion and cognition to moral sensitivity: A neurodevelopmental study.« *Cerebral Cortex* 22, no. 1 (2012): 209–220.

Fallon, James H. »Neuroanatomical background to understanding the brain of the young psychopath.« *Ohio State Journal of Criminal Law* 3 (2005): 341.

Fingelkurts, Alexander A., and Andrew A. Fingelkurts. »Is our brain hardwired to produce God, or is our brain hardwired to perceive God? A systematic review on the role of the brain in mediating religious experience.« *Cognitive Processing* 10, no. 4 (2009): 293–326.

Forth, A. E., and F. Tobin. »Psychopathy and young offenders: Rates of childhood maltreatment.« *Forum for Corrections Research*, vol. 7 (1995): 20–27.

Frydman, Cary, Colin Camerer, Peter Bossaerts, and Antonio Rangel. »MAOA-L carriers are better at making optimal financial decisions under risk.« *Proceedings of the Royal Society B: Biological Sciences* 278, no. 1714 (2011): 2053–2059.

Gao, Yu, and Adrian Raine. »Successful and unsuccessful psychopaths: A neurobiological model.« *Behavioral Sciences & the Law* 28, no. 2 (2010): 194–210.

Gläscher, Jan, Ralph Adolphs, Hanna Damasio, Antoine Bechara, David Rudrauf, Matthew Calamia, Lynn K. Paul, and Daniel Tranel. »Lesion mapping of cognitive control and value-based decision making in the prefrontal cortex.« *Proceedings of the National Academy of Sciences* 109, no. 36 (2012): 14681–14686.

Guo, Guang, Xiao-Ming Ou, Michael Roettger, and Jean C. Shih. »The VNTR 2 repeat in MAOA and delinquent behavior in adolescence and young adulthood: Associations and MAOA promoter activity.« *European Journal of Human Genetics* 16, no. 5 (2008): 626–634.

Hare, Robert D., and Hans Vertommen. *The Hare Psychopathy Checklist—Revised*. Toronto: Multi-Health Systems, 2003.

Insel, Thomas R. »The challenge of translation in social neuroscience: a review of oxytocin, vasopressin, and affiliative behavior.« *Neuron* 65, no. 6 (2010): 768.

Kim-Cohen, Julia, Avshalom Caspi, Alan Taylor, Benjamin Williams, Rhiannon Newcombe, Ian W. Craig, and Terrie E. Moffitt. »MAOA, maltreatment, and gene-environment interaction predicting children's mental health: New evidence and a meta-analysis.« *Molecular Psychiatry* 11, no. 10 (2006): 903–913.

Kirsch, Peter, Christine Esslinger, Qiang Chen, Daniela Mier, Stefanie Lis, Sarina Siddhanti, Harald Gruppe, Venkata S. Mattay, Bernd Gallhofer, and Andreas Meyer-Lindenberg. »Oxytocin modulates neural circuitry for social cognition and fear in humans.« *The Journal of Neuroscience* 25, no. 49 (2005): 11489–11493.

Koenigs, Michael, Liane Young, Ralph Adolphs, Daniel Tranel, Fiery Cushman, Marc Hauser, and Antonio Damasio. »Damage to the prefrontal cortex increases utilitarian moral judgements.« *Nature* 446, no. 7138 (2007): 908–911.

Laland, Kevin N., John Odling-Smee, and Sean Myles. »How culture shaped the human genome: Bringing genetics and the human sciences together.« *Nature Reviews Genetics* 11, no. 2 (2010): 137–148.

Macdonald, John M. »The threat to kill.« *American Journal of Psychiatry* 120, no. 2 (1963): 125–130.
McDermott, Rose, Dustin Tingley, Jonathan Cowden, Giovanni Frazzetto, and Dominic D. P. Johnson. »Monoamine oxidase A gene (MAOA) predicts behavioral aggression following provocation.« *Proceedings of the National Academy of Sciences* 106, no. 7 (2009): 2118–2123.
McEwen, Bruce S. »Understanding the potency of stressful early life experiences on brain and body function.« *Metabolism* 57 (2008): S11–S15.
Meyer-Lindenberg, Andreas, Joshua W. Buckholtz, Bhaskar Kolachana, Ahmad R. Hariri, Lukas Pezawas, Giuseppe Blasi, Ashley Wabnitz, et al. »Neural mechanisms of genetic risk for impulsivity and violence in humans.« *Proceedings of the National Academy of Sciences* 103, no. 16 (2006): 6269–6274.
Murrough, James W., and Dennis S. Charney. »The serotonin transporter and emotionality: Risk, resilience, and new therapeutic opportunities.« *Biological Psychiatry* 69, no. 6 (2011): 510–512.
Nordquist, Niklas, and Lars Oreland. »Serotonin, genetic variability, behaviour, and psychiatric disorders—a review.« *Upsala Journal of Medical Sciences* 115, no. 1 (2010): 2–10.
Polanczyk, Guilherme, Avshalom Caspi, Benjamin Williams, Thomas S. Price, Andrea Danese, Karen Sugden, Rudolf Uher, Richie Poulton, and Terrie E. Moffitt. »Protective effect of CRHR1 gene variants on the development of adult depression following childhood maltreatment: Replication and extension.« *Archives of General Psychiatry* 66, no. 9 (2009): 978.
Potkin, Steven G., Jessica A. Turner, Guia Guffanti, Anita Lakatos, James H. Fallon, Dana D. Nguyen, Daniel Mathalon, Judith Ford, John Lauriello, and Fabio Macciardi. »A genome-wide association study of schizophrenia using brain activation as a quantitative phenotype.« *Schizophrenia Bulletin* 35, no. 1 (2009): 96–108.
Raine, Adrian. »From genes to bain to antisocial behavior.« *Current Directions in Psychological Science* 17, no. 5 (2008): 323–328.

Rosell, Daniel R., Judy L. Thompson, Mark Slifstein, Xiaoyan Xu, W. Gordon Frankle, Antonia S. New, Marianne Goodman, et al. »Increased serotonin 2A receptor availability in the orbitofrontal cortex of physically aggressive personality disordered patients.« *Biological Psychiatry* 67, no. 12 (2010): 1154–1162.

Saxe, Rebecca, and Anna Wexler. »Making sense of another mind: The role of the right temporo-parietal junction.« *Neuropsychologia* 43, no. 10 (2005): 1391–1399.

Shirtcliff, Elizabeth A., Michael J. Vitacco, Alexander R. Graf, Andrew J. Gostisha, Jenna L. Merz, and Carolyn Zahn-Waxler. »Neurobiology of empathy and callousness: Implications for the development of antisocial behavior.« *Behavioral Sciences & the Law* 27, no. 2 (2009): 137–171.

Skeem, Jennifer L., and David J. Cooke. »Is criminal behavior a central component of psychopathy? Conceptual directions for resolving the debate.« *Psychological Assessment* 22, no. 2 (2010): 433.

Tsankova, Nadia, William Renthal, Arvind Kumar, and Eric J. Nestler. »Epigenetic regulation in psychiatric disorders.« *Nature Reviews Neuroscience* 8, no. 5 (2007): 355–367.

Vitacco, Michael J., Craig S. Neumann, and Rebecca L. Jackson. »Testing a four-factor model of psychopathy and its association with ethnicity, gender, intelligence, and violence.« *Journal of Consulting and Clinical Psychology* 73, no. 3 (2005): 466.

Wallinius, Märta, Thomas Nilsson, Björn Hofvander, Henrik Anckarsäter, and Gunilla Stålenheim. »Facets of psychopathy among mentally disordered offenders: Clinical comorbidity patterns and prediction of violent and criminal behavior.« *Psychiatry Research* 198, no. 2 (2012): 279–284.

Zak, Paul J. »The physiology of moral sentiments.« *Journal of Economic Behavior & Organization* 77, no. 1 (2011): 53–65.

*Empfehlenswerte Videos (Englisch)*

Discovery Channel's *Curiosity*: »How Evil Are You?« (Eli Roth segment) *http://www.youtube.com/watch?v=En10bS_JW6Y*

Discovery Channel's *Through the Wormhole*: »Can We Eliminate Evil?« *https://www.youtube.com/watch?v=Hqb8C9PTcoc*

*The Moth Radio Hour*: »Confessions of a Pro-Social Psychopath« *http://worldsciencefestival.com/videos/moth_confessions_of_a_pro_ social_psychopath*

*NOVA*: »Can Science Stop Crime?« *http://www.pbs.org/wgbh/nova/tech/can-science-stop-crime.html*

Oslo Freedom Forum: »The Mind of a Dictator« *http://www.psychologytoday.com/blog/engineering-the-brain/201106/the-mind-dictator*

ReasonTV: »Three Ingredients for Murder« *http://reason.com/blog/2010/08/19/reasontv-three-ingredients-for*

TED: »Exploring the Mind of a Killer« *http://www.ted.com/talks/jim_fallon_exploring_the_mind_of_a_killer.html*

*Deutschsprachige Literatur*

Babiak, Paul, und Robert D. Hare: *Menschenschinder oder Manager. Psychopathen bei der Arbeit.* Aus dem Englischen von Ingrid Proß-Gill. Carl Hanser Verlag, München 2007.

Berner, W. (1994). *Die Hare-Psychopathie-Checkliste-Revised (PCL-R).* Unveröffentlichtes Manuskript. (Originalausgabe: Hare, R. D. [1991]. *The Hare Psychopathy Check-list-Revised [PCL-R].* Toronto, Ontario: Multi-Health Systems.

Dutton, Kevin: *Psychopathen. Was man von Heiligen, Anwälten und Serienmördern lernen kann.* Aus dem Englischen von Ursula Pesch. dtv, München 2013.

Fitzgerald, F. Scott: *Der große Gatsby.* Aus dem Amerikanischen von Bettina Abarbanell. Diogenes, Zürich 2006.
Hare, Dr. Robert D.: *Gewissenlos. Die Psychopathen unter uns.* Aus dem Englischen von Karsten Petersen. Springer Verlag, Wien/New York 2005.
Keyes, Daniel: *Blumen für Algernon.* Übersetzt von Eva M. Burgerer. Klett Cotta, Stuttgart 2013.
Kraus, C. (1999): Bezüge der »Psychopathie Checklist-Revised« (PCL-R) zu den DSM-III-R- und ICD-10-Klassifikationen bei Sexualstraftätern. *Monatsschrift für Kriminologie und Strafrechtsreform*, 82(1): 36-46.

*Deutschsprachige Internetquellen*

Mayer, Karl C.: *Theory of Mind.* Heidelberg. [Glossareintrag zum Unterschied zwischen Theory of Mind und Empathie] http://www.neuro24.de/show_glossar.php?id=1684
http://www.pm-magazin.de/t/gehirn-intelligenz/gehirnforschung/woran-erkennt-man-psychopathen
Müller, Henning Ernst: Die PCL-R von *Hare* aus kriminologischer und strafprozessrechtlicher Sicht. *Vortrag zum 3. Tag der Rechtspsychologie,* Bonn, 17.11.2012.
http://www.rechtspsychologie-bdp.de/wp-content/uploads/vortraege3tag/Mueller.pdf
Thadeusz, Frank. Psychopathologie: Unwucht der Seele, *Spiegel Online,* 7. Januar 2011.
http://www.spiegel.de/spiegel/a-743760.html
Walker, Ian (Buch und Regie): *Ich bin ein Psychopath.* [Film als 9-teilige You-Tube-Serie.]
http://www.youtube.com/watch?v=iCaXUFJUSZo. Auch abrufbar über arte.tv/plus7.
Weber, Nina: Forscher entschlüsseln Geheimnisse des Erbgut-

Mülls. *Spiegel Online,* 5. September 2012. http://www.spiegel.de/wissenschaft/mensch/encode-projekt-entschluesselt-geheimnisse-der-junk-dna-a-854024.html

# Register